降脂　降壓　防血管硬化

的三合一清血修復術

一天一杯

把血管變年輕

血液清掃湯

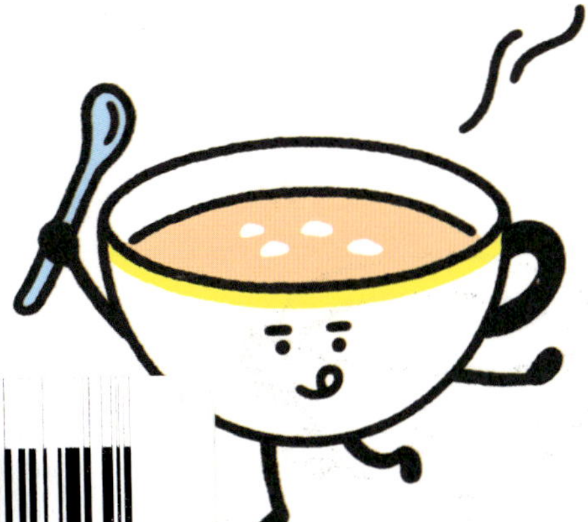

栗原診所＿東京・日本橋

院長 **栗原毅** 著

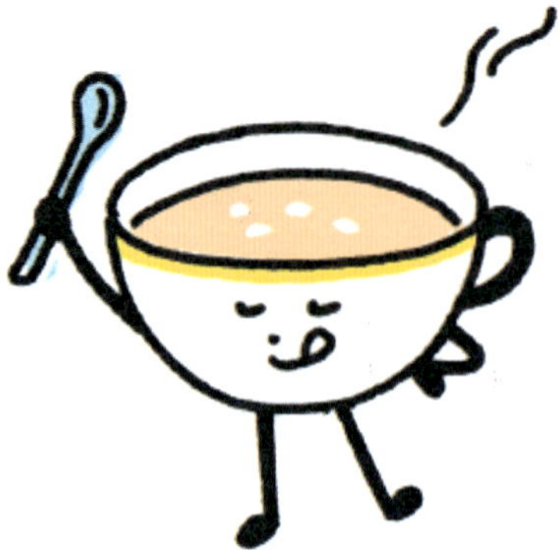

無論到了幾歲
血液都可以變清澈。
從今天開始用血液清掃湯
來淨化血液吧？

前言

身體不舒服，有可能是血液發出的SOS訊號!?

「身體總是疲乏無力」、「肩膀僵硬得不行」、「虛寒和水腫的狀況很嚴重」，當身體感到這些不舒服症狀時，你是否會心想「也還好吧」？然後就對這些症狀置之不理？

其實，這樣是很危險的。因爲這種還不需要跑醫院的輕微不適症狀，就是身體在警告你：「血液汙濁的情況愈來愈嚴重了，快想點辦法！」

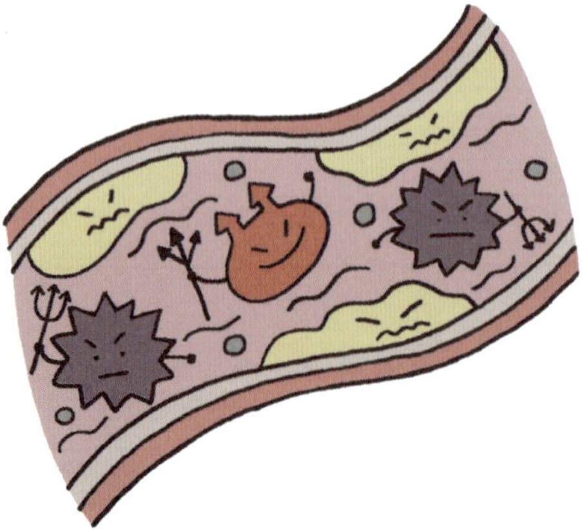

如果不清掃血液和血管，會演變成嚴重問題

隨時都有汙水流過的排水管需要定期清掃，否則泥狀的汙垢就會黏在管壁上，造成水流不順，總有一天排水管會堵塞，對吧？如果血液汙濁，那麼血管內部也會出現相同的現象。

當血液變汙濁，就會產生黏性，逐漸變得濕黏、黏稠、粗糙。如此一來，毒素就會留在體內，氧氣和營養沒辦法傳遍全身，陷入缺氧或營養不足的狀態。

最令人困擾的是，就算沒有罹患什麼特別的疾病，血液也會變汙濁。很多對自己的健康狀況自信滿滿的人，也是做了檢查後才發現「血液狀態有問題」。

透過喝湯進行定期清掃

血液汙濁和血管的堵塞狀況除非已經嚴重惡化，否則不會顯現出讓人覺得「是不是去看一下醫生比較好」的明顯症狀。

因此，很容易在不知不覺間惡化到很嚴重的情況。

也有可能會突然中風或心肌梗塞等等，患上可能危及性命的可怕疾病。

關於血液

血液是搬運工，承載著各式各樣的東西在血管中流動。一個個的細胞會運送從食物中攝取到的營養、藉由呼吸獲得的新鮮氧氣，並將毒素和老廢物質排出體外。

關於血管

血管的粗細每個人都不同，但是當血液變汙濁，黏性增加後，比髮絲還細的微血管就會血液循環不佳。如此一來，**微血管數量較多的指尖等肢體末端冰冷的情況就會更加顯著，接著還會漸漸出現肩膀僵硬等症狀。**

雖說如此，大家也不需要過度擔心。

因爲身體內部會每天用乾淨的新血液替換掉汙濁的舊血液。也就是說，體內每天都會進行「定期清掃」。

這也代表，**不管活到幾歲，都能夠找回乾淨清澈的血液，**血液清掃從來「不嫌晚」。

因此我才會推薦各位進行定期的血液掃除，除此之外，還構思出了防範血液汙濁於未然的湯品。

那就是**「血液清掃湯」**。

請各位每天喝一碗，並至少先持續兩週。如此一來，你應該會發現血液在不知不覺間變得清澈，身心的不適症狀也獲得改善。

血液汙濁度檢測

- □經常不吃早餐。
- □喜歡且經常吃油炸食品、垃圾食物等油膩的東西。
- □很少吃青背魚。
- □喜歡且經常吃甜麵包或蛋糕等甜食。
- □經常喝罐裝咖啡或果汁等含糖飲料。
- □喜歡且經常吃水果。
- □曾被說血糖很高、三酸甘油酯很高。
- □很少有機會運動或活動身體。
- □疲勞無法消除，總是感到渾身乏力。
- □肩膀僵硬和虛寒的狀況令人在意。
- □有吸菸習慣。
- □經常過量飲酒，吃大量下酒菜。
- □討厭的食物很多，有偏食傾向。
- □容易感到煩躁與壓力。
- □難以保持專注，也經常提不起幹勁。
- □生活沒有規律。

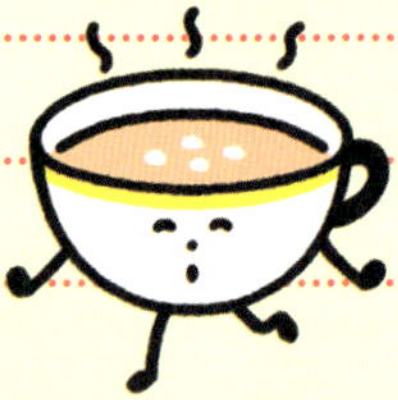

算一算你中了幾個

3個以內

目前血液應該還保持在清澈的狀態。請維持現在的生活方式，並改善打勾的項目吧。

4～8個

血液處於有點汙濁的狀態，血液循環應該正在惡化。請重新審視飲食生活、積極活動身體等等，先從做得到的部分開始改善吧。

超過9個

血液非常汙濁，血液循環很有可能已經惡化。請立刻重新審視自己的生活，並進行改善。如果身體狀況已經明顯不佳，建議先到醫療機構看診。

爲什麼
要立刻喝
「血液清掃湯」？

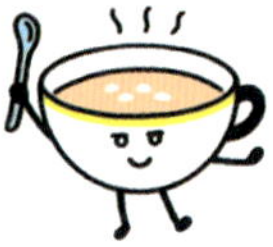

構思這款湯時，我最重視的部分是盡可能加入更多能夠高效淨化血液的營養素，以及美味。當然，烹調方式也很簡單，廚藝不精的人也可以輕鬆做出來。

喝完 20 分鐘後血液循環就能獲得改善！

「食物不是藥，所以除非長期食用，否則不會有效果」已成定論。

但是事實證明，食用具有淨化血液效果的食品，只要 20 分鐘左右，血液的髒汙就會開始減少，血液循環變順暢。

對我們的身體來說，食物就是這麼重要。

※ 會迅速見效的都是血液僅輕微汙濁的受試者，汙濁程度較高的人至少需要 4 週才能改善狀況。

富含有助於淨化血液的營養！

可以一次攝取到許多能有效去除血液汙濁元凶的營養素。特別是可以減少被視爲汙染血液元凶的糖和三酸甘油酯，以及能有效去除讓白血球變壞的自由基的營養素，全都濃縮在這碗湯裡。

不用擔心糖化

炒、炸等高溫烹調方式，會使促進血液汙濁＆老化的糖化終產物（AGEs）增加。血液清掃湯是用幾乎不會產生 AGEs 的方法（燉、煮）烹調而成，可以安心食用。

毫不浪費地攝取營養素

具有改善血液循環效果的維生素、礦物質，部分能夠幫助去除自由基的抗氧化成分，會在烹調過程溶進水或滷汁中。但是做成湯，就可以毫不浪費地攝取這些溶出的營養素。

沒有食慾時也喝得下

在熬製鮮美高湯這部分我也很講究。高湯具有促進食慾的效果，沒有食慾的時候應該也喝得下。另一個優點是，食量小的人也能夠無負擔地享用。

預防吃太多

喝湯容易產生飽足感，因此能夠避免暴飲暴食，造成血糖急速上升。

建議用餐的時候先喝湯。

牙齒有問題的人也可以喝

湯裡沒有一定要咀嚼才能吃下去的食材，因此牙齒有問題的人也可以輕鬆享用。

基本上是**每天喝一碗**，不過三餐都喝也沒關係。一碗只有 55 大卡，熱量很低，不用擔心變胖。

請持續喝下去。如此一來你應該會發現，身體的「莫名不適症狀」在不知不覺中好轉了。

喝血液清掃湯，每天淨化血液！

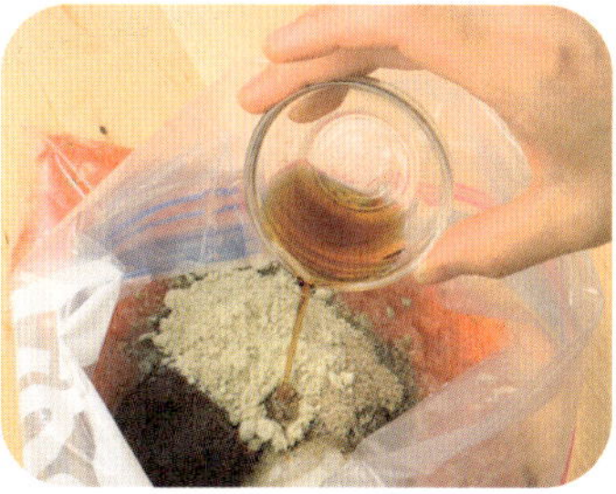

可以一次攝取到許多有助於淨化血液的營養素

嚴格挑選了可以更快達到淨化血液效果的營養素。只要把食材放進保鮮袋裡揉一揉就完成了！

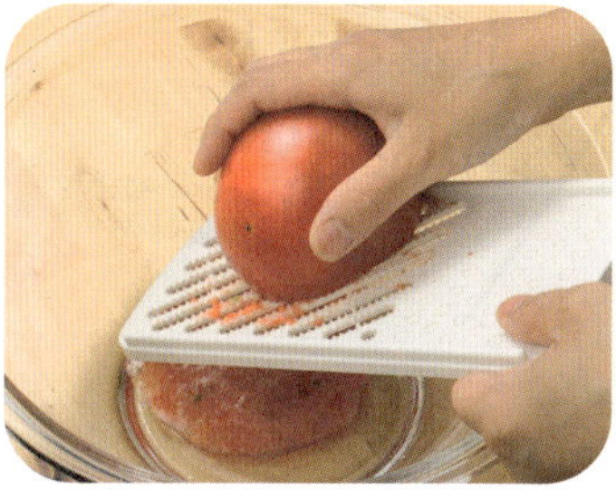

無須使用菜刀等麻煩的烹飪用具

為了讓不擅長煮飯、沒時間做費工料理的人也可以輕鬆製作，簡化了烹飪流程。

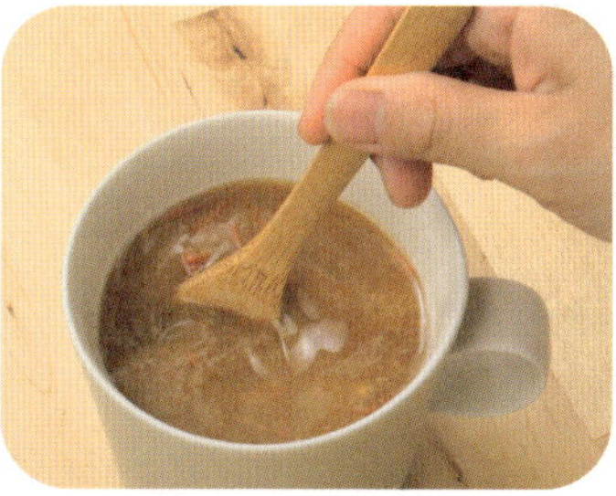

味道絕佳，亦可用來提鮮！

吃不膩的美味也是這碗湯的特色。亦可以用來為料理提鮮。

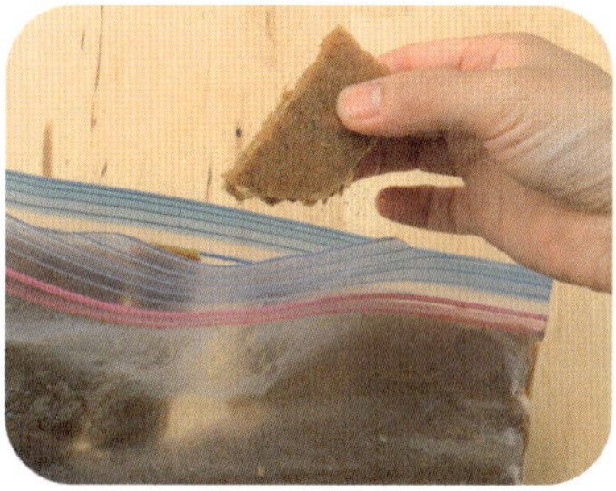

可以冷凍保存，想喝的時候隨時可以喝

可以冷凍保存，因此可以在有空的時候一次做好。不只是用餐的時候，嘴饞的時候也很推薦來一碗。

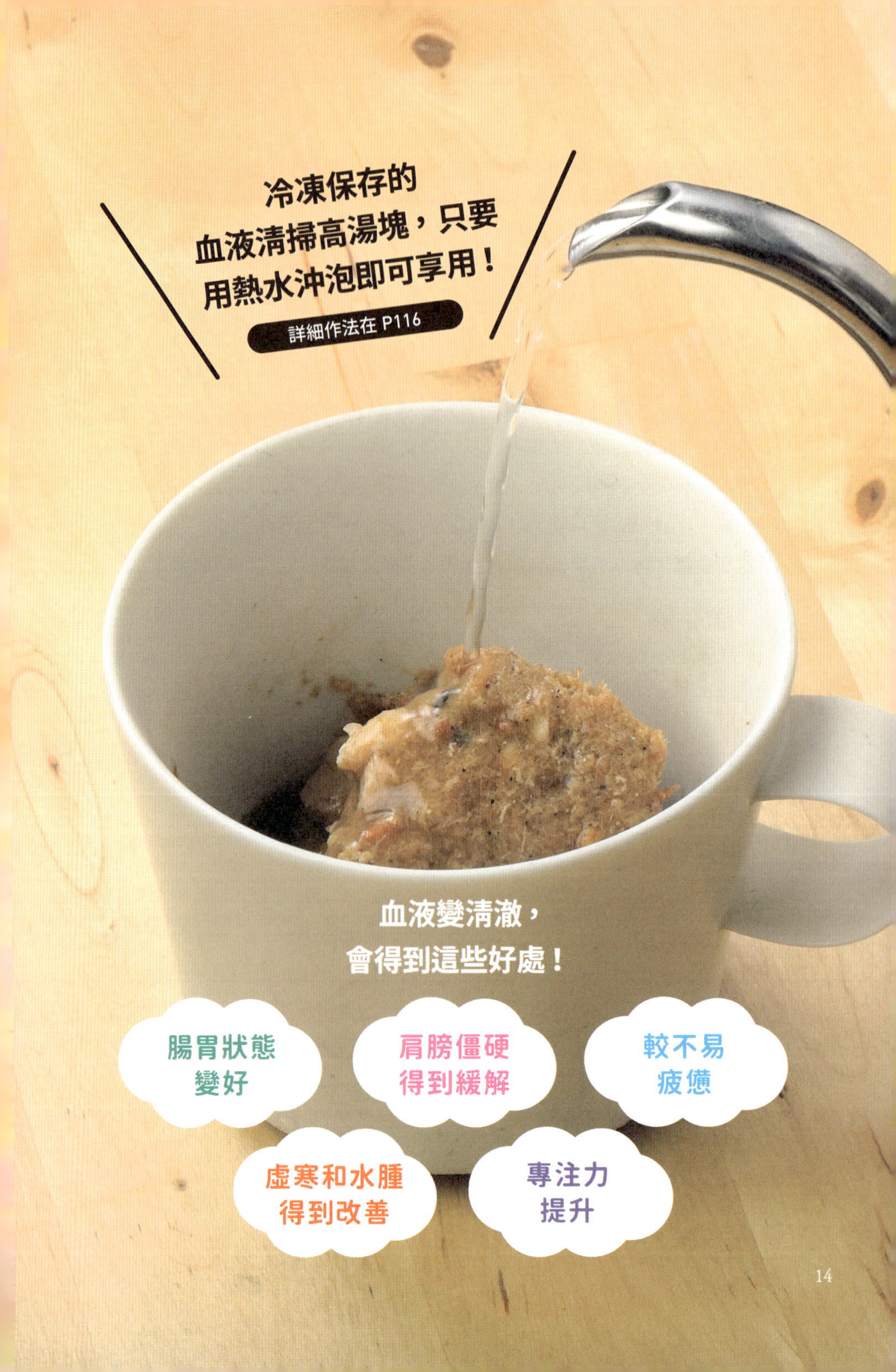

冷凍保存的
血液清掃高湯塊，只要
用熱水沖泡即可享用！

詳細作法在 P116

血液變清澈，
會得到這些好處！

- 腸胃狀態變好
- 肩膀僵硬得到緩解
- 較不易疲憊
- 虛寒和水腫得到改善
- 專注力提升

富含有助於淨化血液的營養素！

●番茄皂苷A & 茄紅素

兩者皆是番茄所含有的成分。番茄皂苷A可以抑制壞膽固醇，防止它附著在血管壁上。茄紅素則具有去除汙染血液的元凶——自由基的作用（抗氧化能力）。

●蝦紅素

鮭魚、螃蟹、蝦子等海鮮所含有的紅色成分，具有強大的抗氧化能力，有助於預防動脈硬化和恢復疲勞。

●硫化物

形成洋蔥刺激味道的成分，具有防止動脈硬化、血管堵塞的作用。

●EPA／DHA

魚類所含有的油脂，可以降低三酸甘油酯，對紅血球和血小板產生作用，促進血液循環。

●輔酶Q10

具有抗氧化能力，會直接對細胞產生作用，改善血液循環，預防血管老化。

●大豆異黃酮

黃豆所含有的成分，除了能促進血液循環以外，還能防止動脈硬化、降血壓。

●維生素A／維生素C

具有抗氧化的作用。是增強免疫力不可或缺的成分。

●蛋白質

肌肉、內臟、血液、皮膚等構成人體的組織的主要成分，是相當重要的營養素。

都是超市有賣的食材

番茄、洋蔥、鮭魚罐頭、小魚乾粉、黑豆粉、黑醋、紅味噌

做起來
簡單輕鬆

針對各種症狀的變化食譜

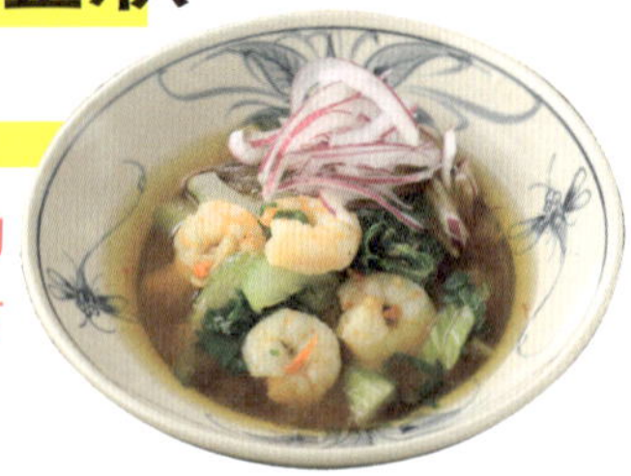

本書還會介紹變化食譜，裡面加入了大量能夠改善因血液汙濁所引起的症狀的食材。如果有想改善的症狀，務必試著做做看。

提升肌肉量

詳細作法請參照 P124

肌肉對於淨化血液而言是不可或缺的，除了作爲肌肉材料的蛋白質以外，也用了能幫助蛋白質吸收的食材。推薦給想解決肌肉不足問題的人。

清理腸胃

詳細作法請參照 P120

使用發酵食品以及能夠攝取到食物纖維的食材，藉此增加腸道內好菌，並抑制壞菌繁殖。不僅能改善便祕或腹瀉等排便異常狀況，還有提升免疫力的效果。

維持／提升體溫

詳細作法請參照 P127

肌肉具有維持體溫的作用，除了能形成肌肉的蛋白質以外，還使用了有暖身效果的食材。能幫助身體保持足以維持高免疫力的體溫。

調整口腔環境

詳細作法請參照 P126

使用能去除口腔髒汙、有嚼勁的食材，藉此維持牙齒和牙齦的健康。此外，殺菌效果高的食材還可以抑制會汙染血液的牙周病菌繁殖。

提升睡眠品質

詳細作法請參照 P131

使用具有安眠效果之營養素的食材。促進體內老廢物質排出，幫助血液淨化。建議感覺難以入睡、淺眠的時候飲用。

消除疲勞

詳細作法請參照 P128

使用含有能促進消除疲勞的營養素，以及能消除造成血液汙濁情況惡化的物質之食材。容易感到疲勞、疲勞難以消除的人請定期飲用。

抑制血糖急速上升

詳細作法請參照 P133

血糖急速上升是造成血液汙濁的原因之一，除了能防止血糖急速上升的海藻，還使用了低醣食材。這份食譜很有飽足感，建議高血糖的人把它當成主食。

提升專注力

詳細作法請參照 P132

使用含有能改善腦部血液循環、讓大腦更靈活之營養素的食材。活化大腦，提升專注力。此外，也具有預防失智症的效果。

栗原大力推薦的「雞蛋」食譜

詳細作法請參照 P134

大量攝取雞蛋，增加血液淨化力！

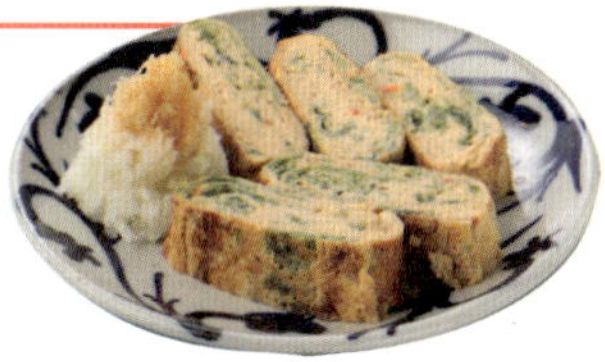

實際請人試喝

血液清掃湯！

我請4位受試者實際嘗試連續2週，每天喝1碗「血液清掃湯」。並請受試者在開始喝之前以及2週後接受血液檢查，比較前後的數值變化。

檢查血液汙濁程度，看這些數值就好!!

馬上確認血液變乾淨了沒！

三酸甘油酯（mg/dL）

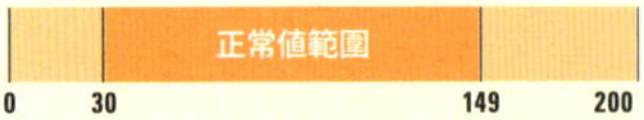
正常值範圍
0
30
149
200

檢測血液中的三酸甘油酯含量。如果三酸甘油酯超過150 mg/Dl，會被診斷為高血脂症（血脂異常），很有可能潛藏著脂肪肝、動脈硬化等各種疾病。

血糖（mg/dL）

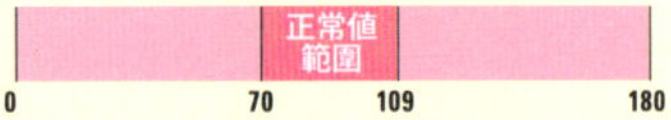
正常值範圍
0
70
109
180

檢測血液中的糖分含量。糖量愈多，數值就愈高。空腹血糖介於110～125 mg/dL屬於糖尿病高風險族群；空腹血糖超過126mg/dL則會被診斷為糖尿病。

ALT（U/L）

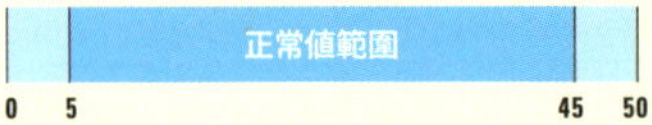
正常值範圍
0
5
45
50

推測肝臟受損程度的數值。肝臟細胞若是受到破壞，就會釋放出ALT這種酵素到血液中，讓血液中的ALT濃度上升，因此數值愈高，就表示肝功能愈差。

自律神經平衡

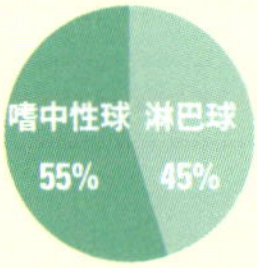

觀察白血球中的嗜中性球與淋巴球的比例，推測出自律神經的平衡程度。理想比例為嗜中性球：淋巴球＝6：4，當自律神經失衡時，嗜中性球的比例會上升。

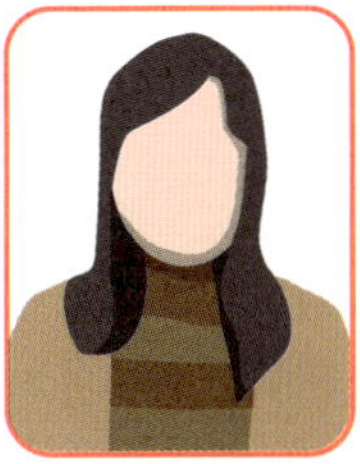

Y 小姐（53 歲）

脂肪肝有改善的傾向！

醫生的話

可以觀察到脂肪肝有改善的傾向。由於三酸甘油酯的數值獲得改善，血液的黏稠度明顯下降，因此血液循環似乎變好了。接下來以讓血糖回到正常值為目標，繼續喝湯吧。

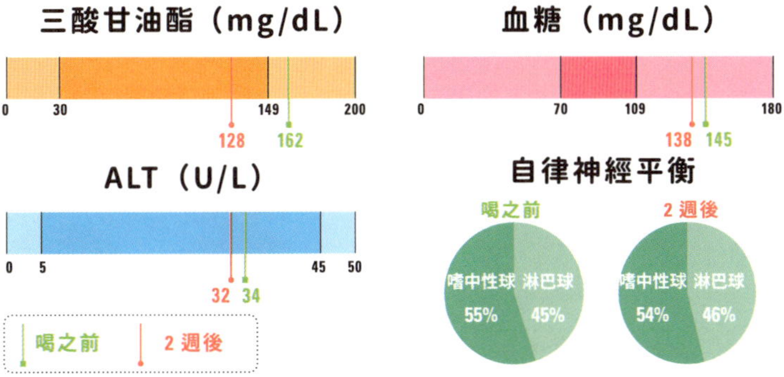

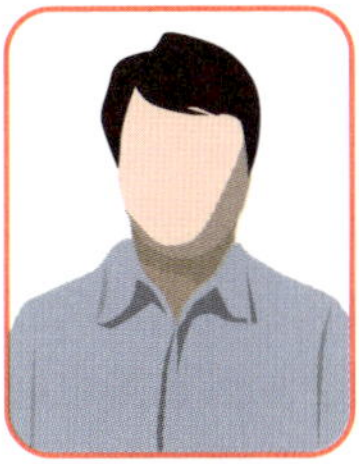

D 先生（56 歲）

所有數值都回到安全範圍！

醫生的話

由於三酸甘油酯的數值下降，推測其脂肪肝獲得改善，血液循環也變好了。血糖也差一點點就能達到令人放心的數值。請以繼續改善為目標，繼續喝湯。

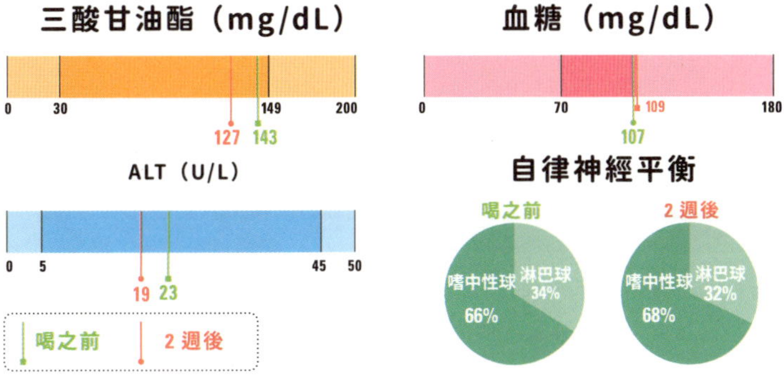

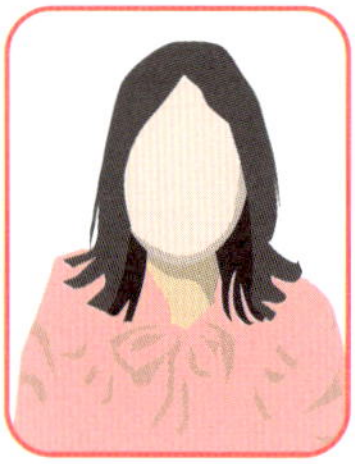

N 小姐（60 歲）

三酸甘油酯和血糖獲得改善！

醫生的話

在開始喝湯之前，三酸甘油酯與血糖偏高，屬於粗砂糖型粗糙血液和蜂蜜型黏稠血液的複合狀態，但是此狀態已獲得明顯改善。此外，觀察數值也可以發現，自律神經平衡也得到了改善。

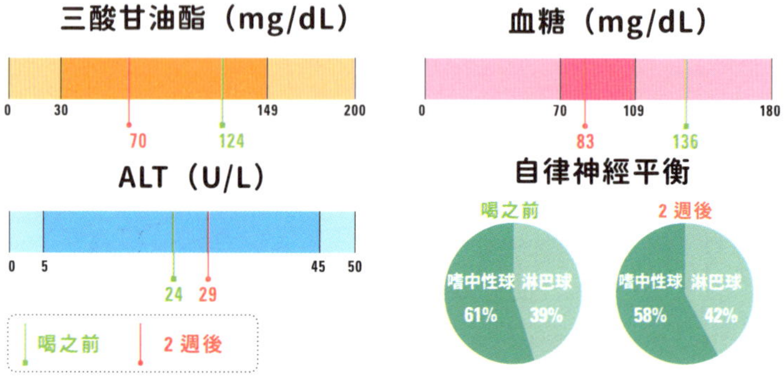

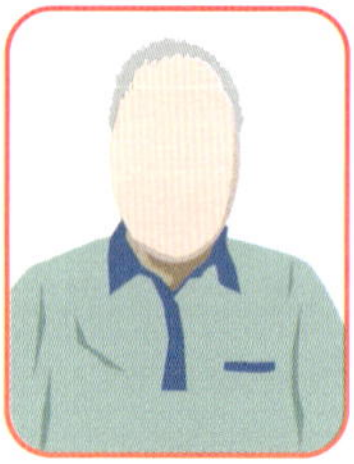

H 先生（73 歲）

血糖回到正常值！

醫生的話

觀察ALT數值可以得知，肝功能改善了相當多。血糖的數值也得到改善，因此可以推測血液的黏稠度明顯下降。再繼續喝一陣子，三酸甘油酯應該也會慢慢降下來。

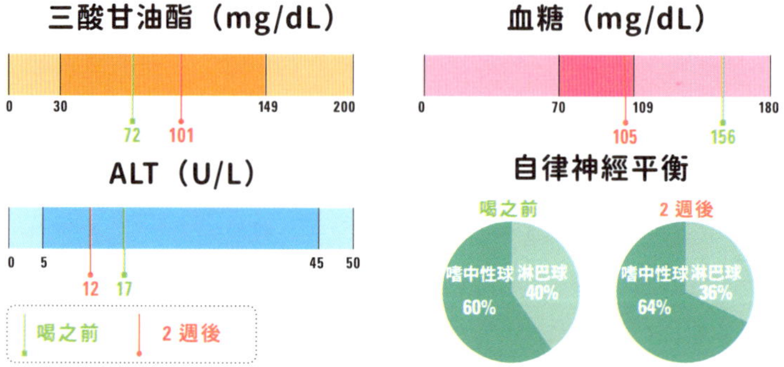

血液清掃湯

目錄

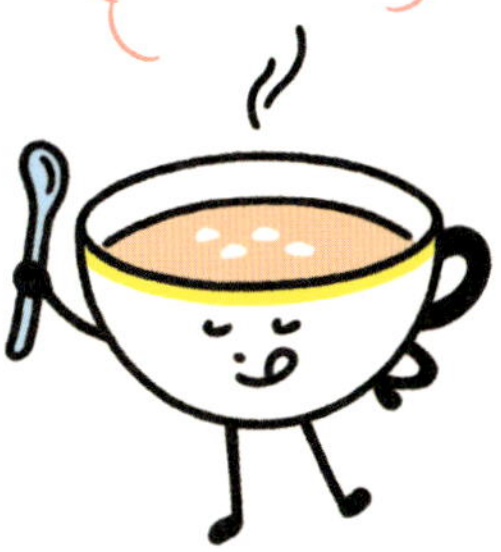

第1章 你的血液很危險

第2章
透過清澈的血液獲得健康的身體
血液清掃讓你活得精力充沛

第3章
你的生活習慣正確嗎？
某個習慣正在汙染血液

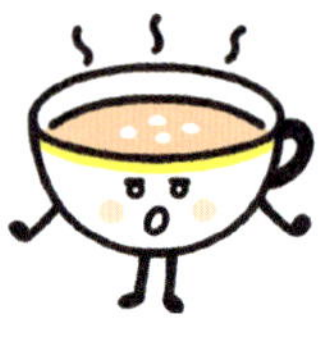

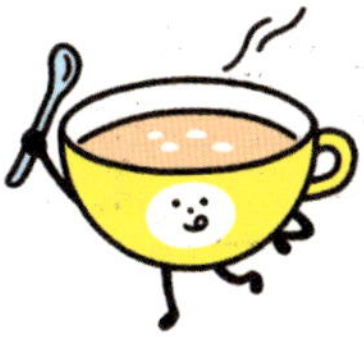

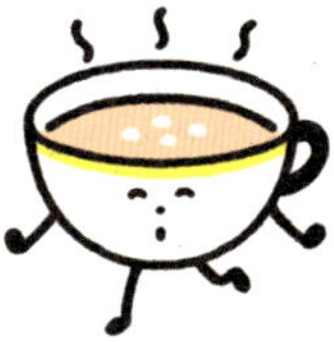

※本書湯品在每個人身上展現的效果不盡相同。此外，如果覺得身體有異狀，請向醫師諮詢。

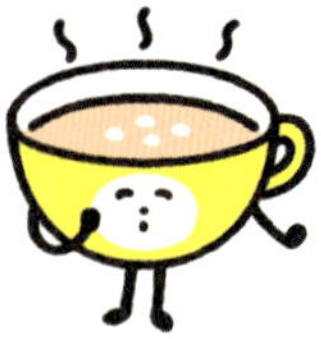

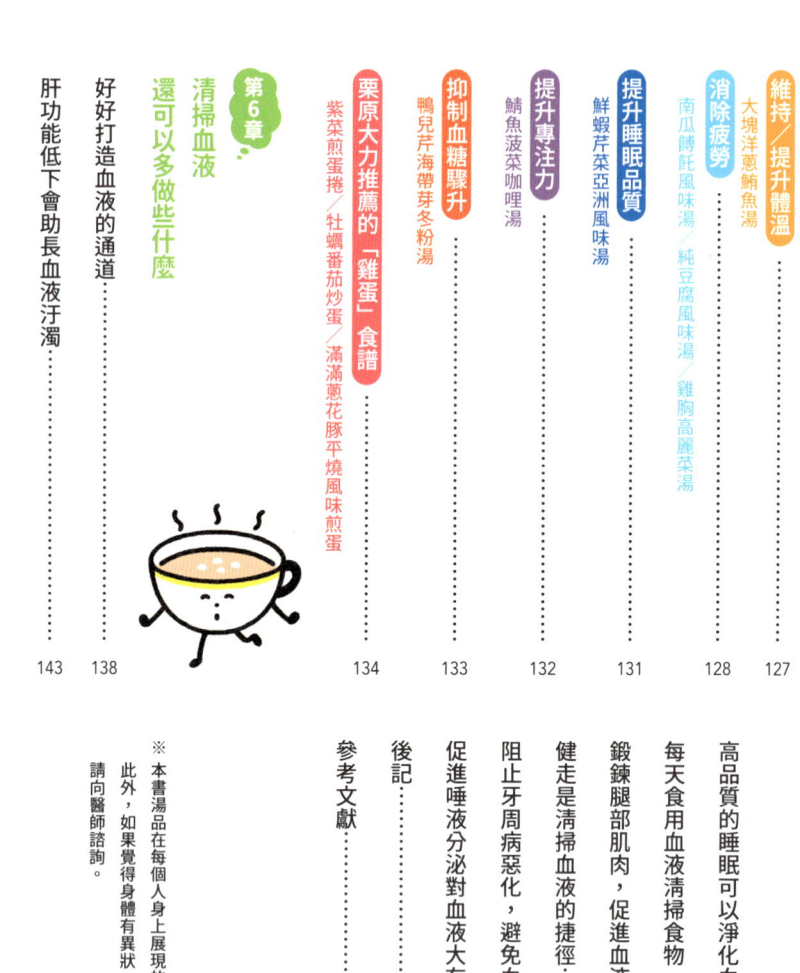

第1章

你的血液很危險

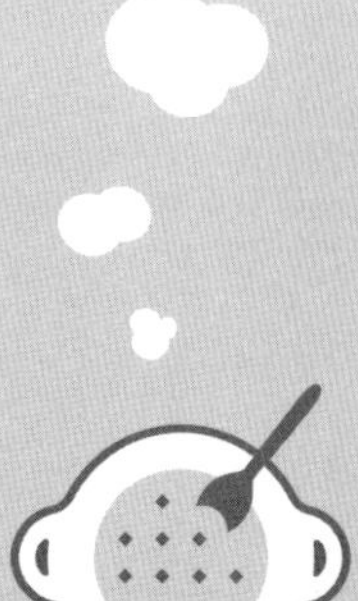

血液檢查的數值正常，但血液循環不順的人非常多

很多人都會自信滿滿說：「我的血液很清澈，健康得不得了。因爲血液檢查的數值完全沒有問題。」

然而這是個天大的誤解。

過去，我曾比較在東京女子醫科大學附屬成人醫學中心「血液清澈門診」約三千名看診病患的血液檢查資料，與測量血液循環的裝置MC—FAN所得數據並進行相關研究。

而後發現了一個驚人的事實。有許多人明明血液檢查的數值都在標準範圍內，血液循環卻不佳。根據這項研究，我們可以得知，**除非血液情況已經惡化到很嚴重的地步，否則可能不會顯示在血液檢查的數值上。**

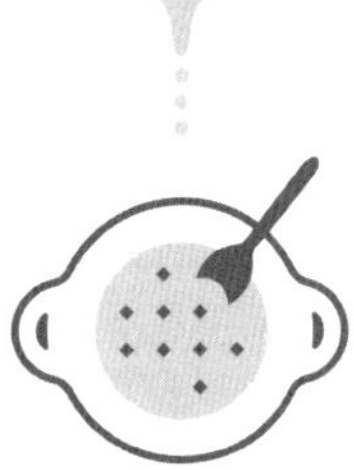

實際上，至今爲止來找我看診的病患之中，有很多人都說：「總覺得身體狀況不太好，疲勞感始終無法消除……但是去做檢查也看不出什麼異常。」用MC—FAN檢查這些人的血液之後，果不其然，發現血液循環狀況不佳。這也就代表，**光憑血液檢查是沒辦法判斷血液狀態的**。

在中國醫學（中醫）中有種「未病」的概念。所謂的未病指的是「雖然沒有生病，但也不算健康的狀態」，如果置之不理，很有可能會演變成嚴重的疾病。**倦怠、容易疲勞、肩膀僵硬這些症狀就是典型的未病。中醫認為，其原因就在於「汙濁的血液」（瘀血）**。

先前提到的研究中，明明血液檢查數值是正常的，血液循環卻不佳的人，就是處在「瘀血」的狀態。可以說，他們已經確實踏進了「未病」的階段。

近年來，處在瘀血狀態的人急速增加。年輕人尤其嚴重，有人十幾歲就出現瘀血的狀況。甚至還有孫子的血液比祖母還要汙濁。

就算健康檢查的結果沒有問題，也不能大意。你的血液有可能正在悄悄地變汙濁。因此我希望大家立刻開始實行「血液清掃」。

只要在未病的階段開始進行血液清掃，就可以防患疾病於未然。**「總覺得身體不太舒服」就是未病的警報。請立刻重新審視自己的飲食習慣和生活習慣，開始血液掃除生活。**

血液變汙濁的四個原因

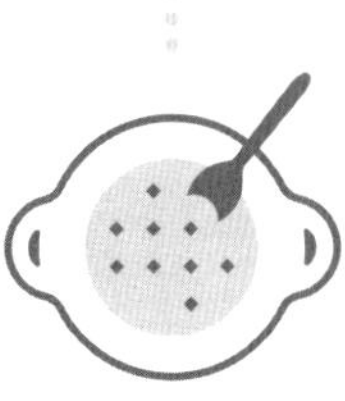

血液變汙濁的原因有百百種，而其中特別恐怖的「汙染原因」有四個，分別是「糖」、「三酸甘油酯」、「壓力」以及「口腔內的壞菌」。雖然我們都想減

少糖和三酸甘油酯的攝取，但一不小心就會吃太多，始終難以減少。壓力亦是如此，有時候自己也無能爲力。不過，要是不趕快去除這些原因，非常有可能引發嚴重的疾病。

【糖】

糖是活動身體時的燃料，是維持生命不可或缺的營養素。

不過，**要是攝取過量，血液會變黏稠**，導致循環不順暢，有時候還會造成血管堵塞。此外，如果血液中的糖分長期處於過量的狀態，就會罹患糖尿病。

【三酸甘油酯】

三酸甘油酯是糖分不足時的替代燃料。此外，還有維持體溫、將內臟固定在正確位置的功能。

不過，沒有用到的三酸甘油酯會變成體脂肪，儲存在內臟周圍或皮下，當這些三酸甘油酯進入血液，就和糖一樣會讓血液變黏稠，造成血管堵塞等，給身體帶來各種不良影響。**其中，附著在內臟的三酸甘油酯特別容易汙染血液，是各種慢性病的成因**。

【壓力】

總是覺得煩躁、處在巨大壓力下的人，血液汙濁的可能性較高。**壓力對血液造成的影響比我們想像得還要大，在接收到強烈壓力的那一瞬間，血液甚至有可能一下子變成黏稠狀態**，讓血流狀況惡化。

我希望各位注意的是，並不是只有精神會感受到壓力。過勞、睡眠不足、運動過度等身體上的負擔，也會形成很大的壓力。

【口腔內的壞菌】

近年的研究發現，口腔內的壞菌會透過血液擴散到全身，引發各式各樣的疾病（↓P43）。尤其是牙周病菌，目前已知牙周病菌是糖尿病、動脈硬化、心肌梗塞、失智症等疾病的成因。由此可知，**在血液的汙染物之中，屬於口腔壞菌的牙周**

病菌算是特別糟糕的一種。

就算血液裡存在口腔壞菌，在初期階段，血液循環還不會明顯變差，但是在血液變成黏稠狀態的時候，有可能已經引發糖尿病等疾病。因此，在進行血液清掃的同時，也必須防範口腔壞菌的增加。

血液變汙濁是怎麼一回事？

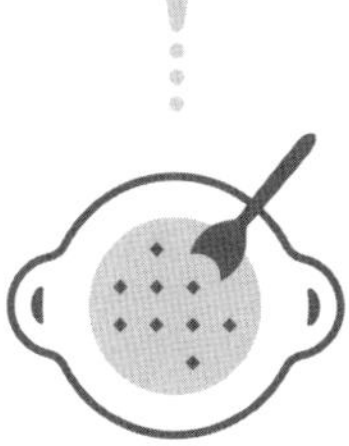

血液是由紅血球、白血球、血小板這三種血球與血漿所組成的。**因為種種原因造成血球變性，就會讓血液變汙濁。**

所謂的血球變性，簡單來說就是血球彼此結合。

血球彼此結合，形成大型血塊，並持續增大。當血塊不斷增大，就會導致血液無法順暢地通過血管，血液循環逐漸惡化。如果是小型車的話，即便道路狹窄，依然可以順暢行駛，但大型車就只能緩慢行駛了，對吧？此時血管內部就是發生了類似這樣的現象。這種狀態就是所謂的「混濁血液」。

此外，當混濁的情況加劇，血液的黏性就會增加，導致血球容易附著在血管壁上。大家可以想像成許多車子停在路肩，使道路變狹窄，導致塞車的樣子。於是便陷入血管的通道變得更加狹窄，血液循環更加惡化的惡性循環。若是這種狀態長期持續，血管就會脆化、硬化。

不過，雖然統稱爲混濁血液，但其實血液的狀態會依據結合的血球類型不同而改變。接著就將血液汙濁分爲三種類型，來看看各類型的發生原因吧。

類型① 壓力過大「漿糊型濕黏血液」

這是白血球變成漿糊般的濕黏狀並結合在一起而形成的汙濁。濕黏狀的白血球容易附著在血管壁上。

當精神或身體承受巨大的壓力時，身體會大量分泌讓血管收縮的激素，造成血管緊縮。如此一來，血壓就會升高，心跳速度也會加快，導致作爲血液幫浦的心臟和血管壁負擔加重，血管受損。

此外，濕黏狀的白血球若是暴露在自由基之中，會變得更加惡質。關於自由基的部分，會在P46詳細解說。

類型② 血糖過高「蜂蜜型黏稠血液」

這種類型常見於血糖長期過高的糖尿病患者或肥胖者。不過，經常食用含有會讓血糖急速上升的砂糖之甜點、含有吸收速度快的糖分之食品的人，就算身材苗條也不能大意。

類型②是**因為血液中的糖分過多，紅血球劣化而形成的汙濁**。

紅血球通常都是中央凹陷的圓盤狀，但其實形狀是可以自由變化的。紅血球會配合血管的粗細和形狀變細長、變薄，藉此順暢地通過比頭髮還細小的血管。

然而，紅血球劣化時會變硬，導致無法靈活變換形狀。

請大家將其想像成麻糬。剛搗好的麻糬相當柔軟，可以變化成各種形狀，但是隨著時間經過，麻糬會硬化，無法變形。而劣化的紅血球就像變硬的麻糬一樣，因此在通過血管時會卡在血管壁上，或堵在細小的血管裡。這時候的血液就呈現黏稠的蜂蜜狀。

類型③　三酸甘油酯過多「粗砂糖型粗糙血液」

血液檢查中三酸甘油酯數值過高的人，以及檢查出有脂肪肝的人，血液基本上

壓力過大的血液

這是血液在血管內流動的樣子。中央六角形物體之間的空隙是微血管，血液會自上而下流過那個空隙。

清澈血液流動的樣子

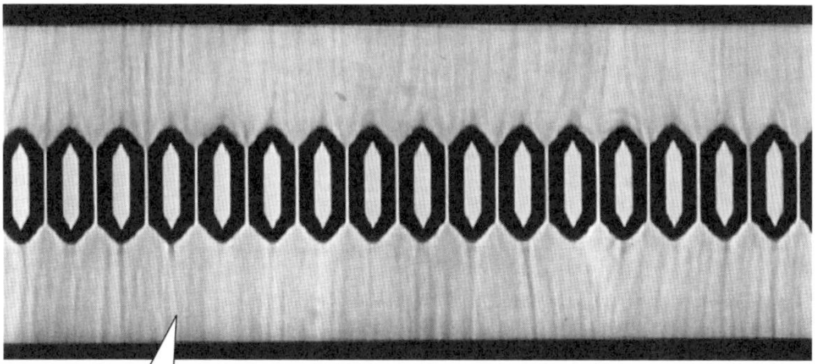

正常的血液流動速度很快，所以呈流線狀。

白色球狀物就是白血球。由於互相結合而體積變大，導致流動不順暢。

類型①
「漿糊型濕黏血液」流動的樣子

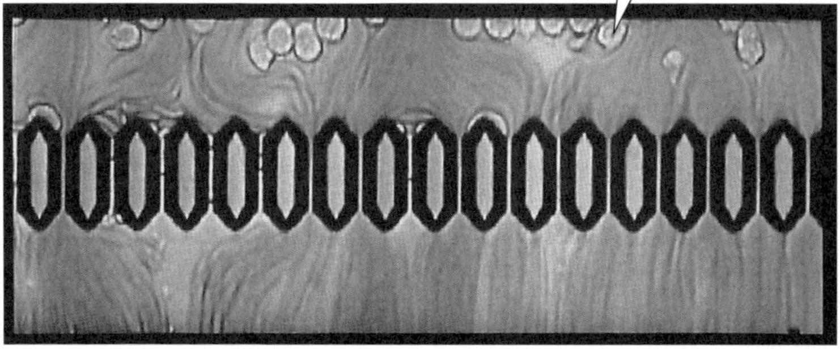

百分之百是呈現粗糙狀態。

這種粗糙的血液，**是因為血小板變黏稠並結合在一起而形成的**。

血小板呈顆粒狀，是比白血球和紅血球小非常多的血球。由無數個血小板結合而成的塊狀物，會卡在血管壁上，讓血液的質地變得像是灑滿粗砂糖的煎餅一樣，導致流動不順暢。這種粗糙的東西在血管中流動，會把血管壁刮得滿是傷痕。

造成「粗砂糖型粗糙血液」的最大因素就是三酸甘油酯。

當血液中的三酸甘油酯增加，三酸甘油酯的燃燒殘留物（remnant）也會隨之增加。這種物質具有讓紅血球的細胞膜脆弱化的特性。當細胞膜變脆弱，紅血球撞到血管壁的時候，其衝擊就會造成細胞膜破裂，而此時釋放出的物質ADP（二磷酸腺苷）會讓血小板變黏稠，導致血小板容易結塊。

我希望各位注意的是，平常三酸甘油酯數值正常的人，如果在做血液檢查的前一天喝酒，血液內的三酸甘油酯就會激增，形成許多粗砂糖塊狀物。我把這種狀態稱作「暫時性粗糙血液」，但要是「暫時」的情況頻繁發生，長期下來血液肯

血糖過高、三酸甘油酯過多的血液

類型②
「蜂蜜型黏稠血液」流動的樣子

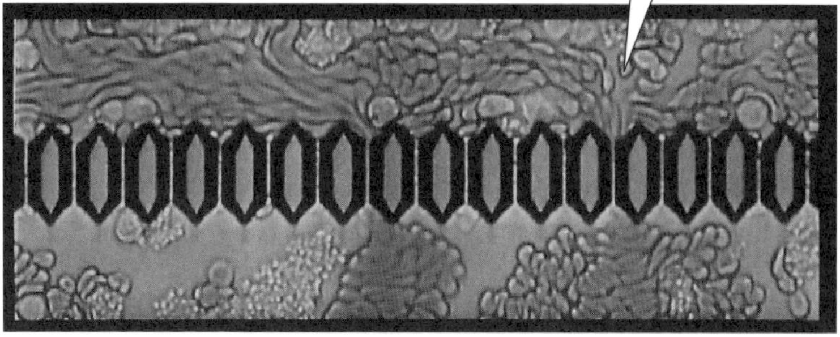

因硬化而無法通過空隙的紅血球堆積於此。

類型③
「粗砂糖型粗糙血液」流動的樣子

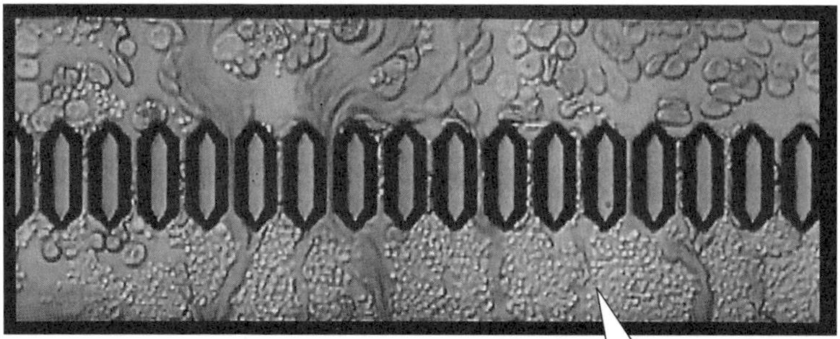

這些小小的粒狀物就是結塊的血小板。呈粗砂糖狀，卡在血管裡。

定會變得粗糙又汙濁。在還只是「暫時」的時候進行血液清掃，是防止症狀慢性化的重點。

前面將汙濁的血液分成三個類型進行解說，不過我要告訴大家的是，有很多人同時符合這三個類型。

過著不規律又充滿壓力的生活，愛吃甜食和油膩的食物，再加上體型肥胖的話，同時符合這三個類型的可能性非常高。

汙濁血液的影響，會先體現在肩膀僵硬、倦怠感、體寒這些「莫名覺得不太舒服」的症狀上。這時候若不採取什麼動作，未來很有可能演變成嚴重的疾病。或許有很多人會心想：「居然會演變成這種疾病！？」但下面介紹的疾病只不過是冰山一角。

不要說什麼明天再開始，請大家立刻開始進行血液清掃，降低罹患疾病的風險。

◇汙濁血液會引發的疾病（部分）

・動脈硬化
・血脂異常症
・糖尿病
・腦梗塞等腦血管疾病
・心肌梗塞等心臟疾病
・癌症
・更年期症候群
・婦科疾病
・失智症

肩膀僵硬等症狀，有可能是危及性命疾病的前兆。

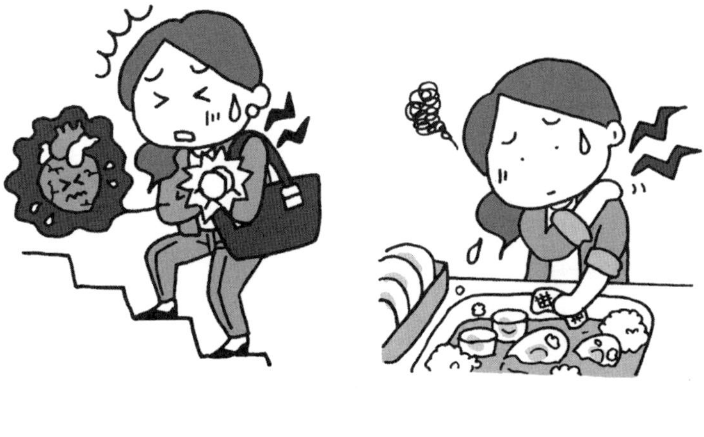

「血液清掃湯」裡含有豐富的營養素，可以擊退汙染血液的壞蛋。

我構思出了有助於改善高血糖、三酸甘油酯過多的問題，也具有緩和壓力的作用的營養豐富湯品。無須做什麼困難的事情，只要盡可能每天喝「血液清掃湯」就好了。

三酸甘油酯真正的可怕之處，是會讓「超壞膽固醇」增加

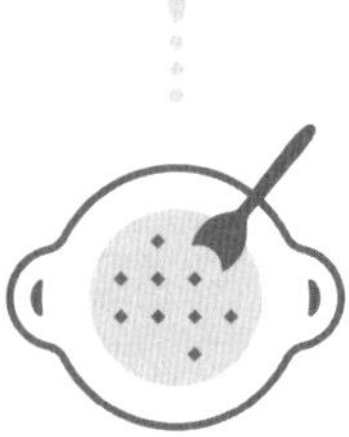

大家都知道，三酸甘油酯會讓好膽固醇ＨＤＬ減少，並讓壞膽固醇ＬＤＬ增加，然而**近年研究發現，三酸甘油酯還會讓糟糕程度比壞膽固醇更甚的超壞小型膽固醇（sd-LDL）增加**。

小型壞膽固醇的體積小，因此會長時間滯留於血液中，容易在血液中氧化。氧

化的小型壞膽固醇一旦鑽進血管壁，就會造成血管細胞受傷，使動脈硬化的狀況惡化。其中，常見於三酸甘油酯過高的人體內的「粗砂糖型粗糙血液」，特別容易讓超壞膽固醇增加。

有研究報告指出，在壞膽固醇過高的人之中，**超壞膽固醇過高的人發生心肌梗塞的風險比別人高出三倍**。

健康檢查時三酸甘油酯過高，尤其是只胖肚子，以及明明很苗條，三酸甘油酯卻過高，這種被歸類爲內臟脂肪型肥胖的人，超壞膽固醇的比例會比較高，必須多加注意。

三酸甘油酯增加的主要原因如下。只要有任何一項符合，就立刻改善吧。

◇三酸甘油酯增加的原因

·過度攝取糖分，且多過脂質的攝取量
·過度攝取酒精
·吸菸
·營養不均衡（挑食）
·壓力過大
·缺乏運動
·因爲吃太多而熱量過剩（肥胖）

「血液清掃湯」裡，具有能夠減少三酸甘油酯的食材。例如含有茄紅素和β—胡蘿蔔素的「番茄」，以及含有大豆異黃酮和花青素的「黑豆粉」等等。

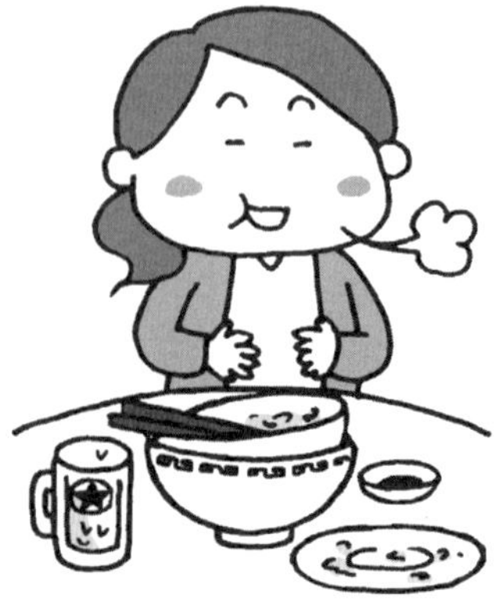

被牙周病菌汙染的血液會使腸道環境惡化

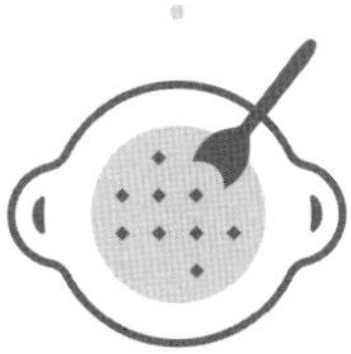

前面說過，口腔內的壞菌是造成血液汙濁的原因之一（↓P30），在這些壞菌之中，特別有問題的就是牙周病菌。

現在，大家在討論是否要推行「全民牙科健康檢查」制度，也就是全國人民每年有義務進行一次牙科檢查。其中一個目的是推動「八〇二〇運動」，此運動是因爲一九八九年由厚生省（當時）與日本牙科醫師會的提倡而開始的，意思是到了八十歲還保有超過二十顆自己的牙齒。

不過，最大的目的還是爲了早期發現與預防牙周病。牙周病是導致掉牙的最大原因沒錯，**不過醫學已經證明，牙周病菌會透過血液擴散到全身上下，是無數種疾**

病的成因。

似乎有很多人覺得牙周病沒什麼，但它對身體造成的不良影響可是很大的。接下來要說的內容可能有點專門，但我希望讓大家理解牙周病的可怕。

牙周病菌會從牙齦縫隙上的細小傷口流入血液，釋放出促炎性細胞因子。而這種發炎因子會妨礙降低血糖的胰島素運作，誘發高血糖，讓「蜂蜜型黏稠血液」（→P33）惡化，導致罹患糖尿病的風險升高。

此外，**牙周病菌會藉著血液抵達腸壁，或混在唾液裡抵達腸道，造成腸道菌叢失衡**。在這種狀況下，不管吃多少對腸道有益的食物，比如說可以增加腸道好菌的優格等等，都無法讓腸道環境變好。調整腸道環境的第一步，其實是調整口腔環境。

最新研究甚至還發現，牙周病菌是造成阿茲海默症的原因之一。

當牙周病菌進入血液，屬於免疫細胞的巨噬細胞會爲了排除牙周病菌而展開攻擊。

但是，這會造成發炎並產生β澱粉樣蛋白，而我們已經知道β澱粉樣蛋白堆積在腦部，就會形成阿茲海默症。

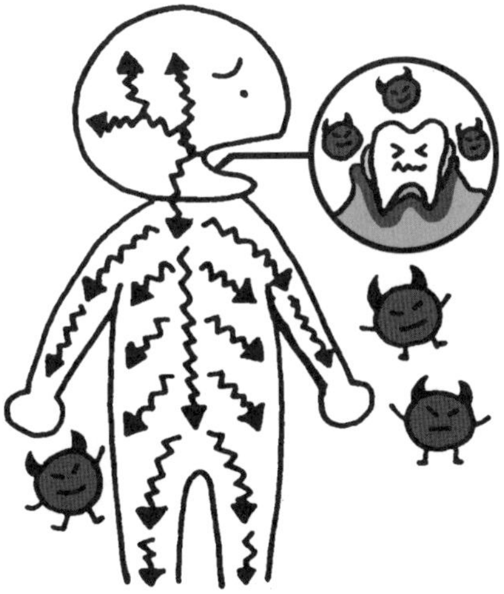

如此一來，大家應該就能夠理解**牙周病菌為什麼是絕對不能出現在血液中的髒汙（毒素）**了吧。

已經有牙齦紅腫、牙齦出血等症狀的人就不用說了，牙周病經常在不知不覺的情況下惡化，因此就算沒有症狀，也要每二至三個月看一次牙醫，檢查牙齒和牙齦的狀態。

必須清除會汙染血液、讓身體老化的「自由基」！

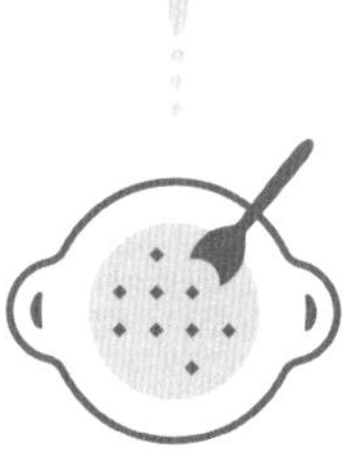

大家應該都聽過「身體生鏽」這種說法。造成生鏽的元凶就是自由基，而它同時也是血液的汙染源之一。

自由基是一種具有強烈毒性的物質。自由基本來會對抗並去除入侵身體的細菌，發揮對身體有益的作用，但如果增加太多，就會變成一種麻煩。

過度增加的自由基會破壞細胞膜，入侵細胞內部，攻擊攜帶遺傳訊息的DNA，引發癌症等重大疾病。總而言之，自由基對身體來說是非常惡劣的物質。

此外，它還會讓體內的各種組織氧化，促進細胞老化。**皮膚出現皺紋或斑點、皮膚鬆弛、頭髮失去光澤、髮量減少，都是自由基造成的**。

這樣大家是否能夠理解自由基的可怕了呢？

P33提過變成濕黏狀的白血球，這些因爲變性而劣化的白血球遭受自由基的攻擊後，會變得更加兇暴。

凶暴化的白血球會變成咖啡色，並呈濕黏狀，把漂浮在周遭的血小板黏起來，變成糯米丸子狀。接著愈變愈大，並附著在血管壁上，導致血管狹窄，或使血管劣化。

另一個更嚴重的問題是，其中一種白血球「嗜中性球」會產生大量的自由基。嗜中性球是白血球的衝鋒部隊，它會最先發現入侵身體的細菌等異物，並自行產生自由基，藉此排除異物。嗜中性球是守護身體不可或缺的物質，但若是自由基產生過多，會連正常細胞也受到傷害。

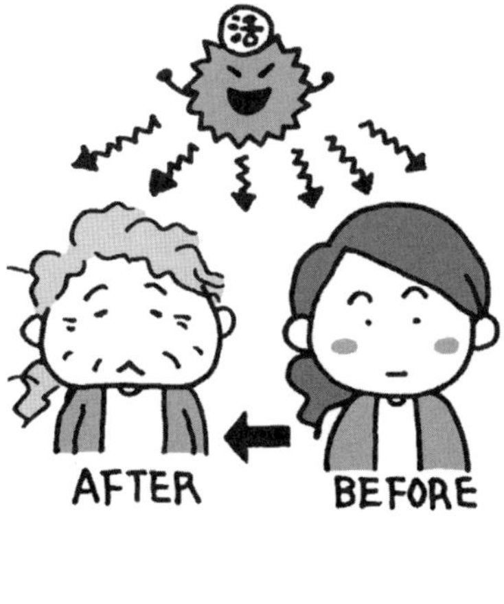

這些事情聽起來很嚇人，但是自由基還有其他的可怕之處。

若是三酸甘油酯或膽固醇遭到自由基氧化，會發生脂質過氧化作用。過氧化的脂質會附著在血管壁，造成動脈硬化的情況惡化，成爲心肌梗塞或腦梗塞等重大疾病的導火線。

這裡說明的自由基害處其實只是冰山一角。**我想大家應該已經了解，不限於血液清掃，想要打造不生病的體質，首要之務就是去除自由基了吧。**

我們身邊潛藏著許多形成自由基的因素。如果暴露在下列因素之中，體內就會產生大量的自由基。

◇隱藏在我們身邊的自由基形成因素

・紫外線
・吸菸
・過度運動（高強度、激烈運動）
・壓力
・空氣汙染物
・放射線
・氧化油脂（放久的油、加熱過的油）
・放太久的即時食品或油炸零食等氧化的食品
・食品添加物

要減少自由基，理想情況是盡量避免暴露在這些因素中，但要百分之百抑制自由基產生是不可能的。**這時能派上用場的就是「抗氧化物質」**。

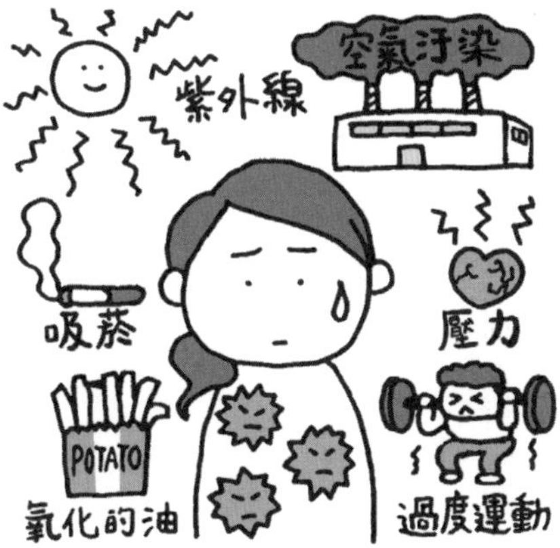

抗氧化物質是食物裡含有的成分，稱爲植化素。攝取含有抗氧化物質的食物，可以減少體內產生的自由基，並將之排出體外。「血液清掃湯」裡面就含有大量的抗氧化物質，因此請各位養成每天喝的習慣。

「蜂蜜型黏稠血液」的副作用——糖化會加快老化速度

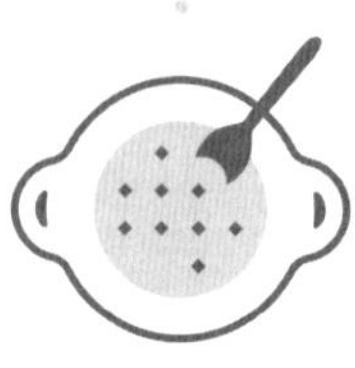

各位最近是否很常聽到「糖化」一詞？

近年來糖化備受矚目，它與自由基一樣，是一種對健康有害的現象。

接下來要說的內容也會有點專業，但我希望讓各位了解糖化的機制，所以還是要說明。

血液中的糖與血管或皮膚中的蛋白質結合後，會產生一種名叫糖化終產物（AGEs）的物質。

當體內的AGEs增加，肌肉和血管等身體各種器官就會老化。而這種現象就稱作糖化。

血液中的糖（血糖）愈多，糖化就會愈嚴重，因此屬於「蜂蜜型黏稠血液」（P33）的人必須特別留意。

糖化的問題在於，它比自由基還難以清除，容易累積在體內。此外，要對付自由基，有很多可以直接清除自由基的抗氧化食物或營養素；另一方面，含有可以直接清除糖化元凶AGEs之抗糖化物質的食物卻很少，所以非常麻煩。**要防止糖化，最重要的就是進行血液清掃，不要讓多餘的糖留在血液中，藉此抑制AGEs的產生量。**

以下會列舉幾個誘發糖化的主要因素。千萬不能忘記，糖化的元凶是汙濁的血液，尤其是「蜂蜜型黏稠血液」。除了努力排除這些誘發因素之外，也要每天飲用「血液清掃湯」，同時進行血液清掃。

◇誘發糖化的主要因素

- 高血糖
- 攝取高溫烹調的食物（油炸食品等）
- 攝取過多用馬鈴薯或玉米製成的高果糖漿
- 攝取加工食品
- 攝取燒焦的食品

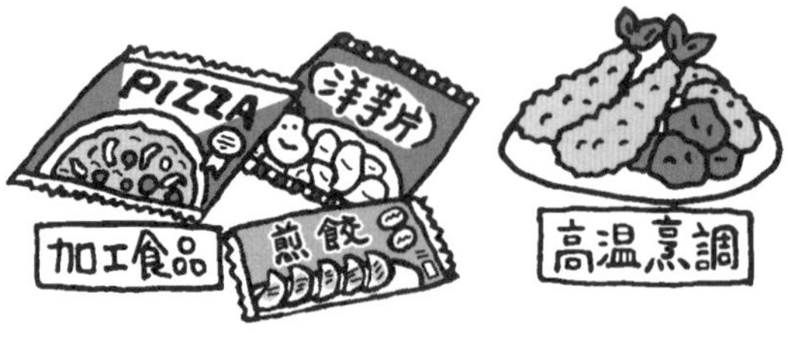

第2章

透過清澈的血液
獲得健康的身體

血液清掃讓你活得精力充沛

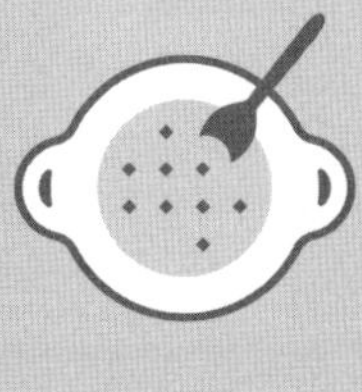

清除血液髒汙，血壓就會下降

很多人都會說「我血壓很高」，但當你在說這句話的時候，你知道身體裡發生了什麼事情嗎？只要徹底理解這一點，或許就不用在每次健康檢查時間來臨的時候感到緊張了。

心臟會反覆地收縮和擴張，像幫浦一樣將血液送往血管。此時血管所承受的壓力就是「血壓」。

可以想像成擠鮮奶油的擠花袋。如果鮮奶油的黏性太強又太硬的話，就必須施加強大的壓力，才能將鮮奶油擠出袋口，對吧？反過來說，如果鮮奶油柔軟度適中，應該不用花多少力氣就可以輕鬆擠出鮮奶油。

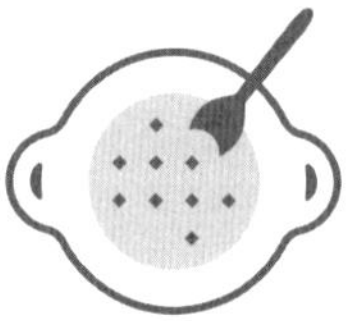

心臟也是相同道理，血液黏稠度愈高，就必須施加更強的壓力才能將血液送出。換句話說，**當血液汙濁，處於濕黏、黏稠、粗糙，黏性很強的狀態時，血壓就會不斷升高**。這個壓力過高的狀態，就是高血壓。當然，心臟的負擔也會加重。

此外，如同我在第1章說的（↓P31），變得濕黏、黏稠、粗糙，黏性很強的血球會附著在血管壁，讓血液的通道變狹窄。要是繼續惡化，血管內就有可能形成名爲斑塊（膽固醇等脂質所形成的塊狀物）的隆起。如此一來，血液循環就會更加惡化，導致血壓升高。

如果形成重度高血壓，或是血管阻塞情況惡化，通道變得極爲狹窄，就必須服用降血壓藥，或進行拓寬血管通道的處置（血管支架）。

不過，**如果尚在初期階段，只要進行血液清掃，讓血液的黏性降低，血流恢復暢通，血壓就有可能自然下降**。因此，我抱著想幫助各位的心情，構思出了「血液清掃湯」。

當收縮壓高於140mmHg，舒張壓高於90mmHg，就會被診斷爲高血壓。隨著年齡增長，血壓多少都會升高，但不管到了幾歲，都維持在接近正常值的狀態是最理想的。

高血壓是血液或血管發出的SOS訊號，也是重大疾病的前兆。如果置之不理，遲早會發生血管栓塞或心肌梗塞、腦梗塞等症狀。因此，一旦被指出有高血壓的狀況，一定要立刻採取改善行動。

血液清澈的人易瘦不易胖

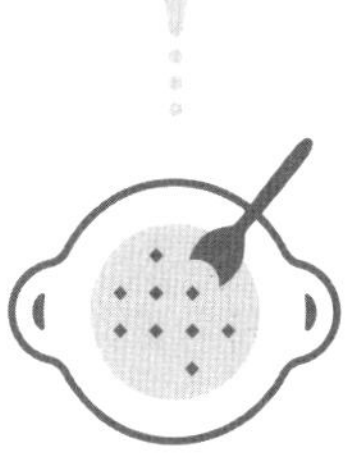

肥胖是萬病之源，因此我會要求過胖的患者減肥。

但是，很多人都說：「我控制了飲食，還是瘦不下來。」原因之一就是血液汙濁，請各位先了解這一點。

血液具有回收體內的老廢物質並將其排出體外的作用，因此當血液汙濁、血流不順的時候，就算控制飲食，老廢物質也無法從體內排出。

要比喻的話，就像是在收垃圾的日子出去倒垃圾，但垃圾車卻遲遲不來，或者是垃圾車來了，卻只能收一點點垃圾。如此一來，垃圾就會愈積愈多。身體裡面也是發生了這種現象。在這樣的狀態下要減肥，根本是天方夜譚。

另一個問題是，**血液汙濁、血流不順的話，會形成易胖體質**。

血液肩負著把營養傳遞到身體每一個角落的任務，所以當血液循環不順暢，營養就沒辦法充分地送往身體的各個組織，導致身體組織的功能變差。

我們從食物中攝取的能量與營養，是提供以內臟爲首的身體組織使用的。當這些能量的使用者功能變差，就用不到那麼多能量了。車子不開，就不需要消耗燃料（能量），因此也不需要加油。人類也是一樣，能量消耗量少的時候，就沒必要大量攝取食物。

明明能源消耗量已經減少，卻攝取很多食物的話，就會剩下大量多餘的能量。令人難過的是，這些多餘的能量幾乎全都會變成脂肪，堆積在內臟周圍或皮膚下方。附著在內臟周圍的脂肪稱爲內臟脂肪，而附著在皮膚下方的脂肪則稱爲皮下脂肪。

隨著年紀增長，身體裡面的內臟和肌肉等能量使用者的活動度會逐漸下降。尤其是進入中高齡以後，下降的傾向會變得更強，因此會愈來愈難減肥。

讀到這裡，各位應該已經了解，要讓血液循環變順暢，並讓體內的能量使用者，也就是內臟與身體組織的運作活化，祕訣就是不要增加多餘的脂肪了吧？

要減肥，就必須某種程度減少進食的量。

但是，極端的飲食控制會造成反效果。因為極端的飲食控制會造成營養失調，導致血液變得更汙濁，體質變得更易胖、更難瘦。

如果目標是減肥，先著重進行血液清掃才是上策。

當血液變清澈，細胞更新也會恢復正常，皮膚、頭髮、指甲的狀況都會變好

在搓澡過後，皮膚會變得光滑水嫩，對吧？這是因爲，搓掉汙垢後的皮膚是剛更新好的年輕皮膚。反之，搓掉的那些髒汙則是老舊且劣化後的皮膚。之所以會產生這些汙垢，都是因爲有「代謝周轉」這個機制。

我們的皮膚隨時都在更新，重複著形成新皮膚、舊皮膚剝落的循環。而這個代謝周轉的周期約爲四週，但是當周期被打亂，皮膚就會劣化，造成皮膚乾燥、長斑、長皺紋等狀況。

造成代謝周轉周期紊亂的原因之一是血流瘀滯。**血液循環狀況不佳時，皮膚細胞得不到充足的養分和氧氣，於是無法正常地進行細胞更新**。不僅如此，本來應該

剝落的舊皮膚殘留，會讓臉色變差，皮膚暗沉。

頭髮也具有同樣的機制，會藉由脫落、重新生長來維持髮絲健康。

但是，當頭皮的血液循環不佳時，養分和氧氣會沒辦法送到位於頭髮根部的毛母細胞↓打亂頭髮的代謝周轉周期↓造成掉髮和白髮變多，或頭髮愈來愈稀疏。

指甲也是。雖然指甲本身並沒有血管，但指甲根部有著許多微血管。該處的血液循環不順暢時，指甲就無法得到充足的養分，導致長得慢且品質變差。

微血管的直徑比頭髮（0.08mm）還要細，只有5～10μm（1μm〔微米〕＝1／1000mm）。因此，當血液變黏稠，附著在血管壁時，微血管的血液循環會最先受到衝擊。

於是，血流不順的影響會出現在擁有大量微血管的皮膚、頭皮等距離身體表面較近的組織，以及指尖等身體末梢部分。

因此，**進行血液清掃，讓血流變順暢，就是讓皮膚、頭髮、指甲維持健康、美麗的捷徑。只要血液還處在汙濁狀態，即便用了昂貴的保養品或美容用品，也會迅速恢復原狀。要打造美麗的肌膚和髮絲，進行血液清掃會更有效果**。

順帶一提，在MC—FAN（↓P26）中檢查的血管不是粗血管，而是微血管，原因就是可以藉由觀察微血管的血流狀態，及早發現血液的汙濁情況。因爲當血液變得濕黏、黏稠、粗糙時，微血管的血流會先受到影響。

另一方面，如果能夠看出粗血管的血流不順暢，表示情況惡化得很嚴重，通常都已經是心肌梗塞等疾病的高風險族群了。

爲了避免演變至重大疾病，覺得皮膚、頭髮或指甲狀況不佳時，千萬不要心想「上了年紀也沒辦法」而忽略它，請立刻採取讓血液恢復清澈的對策。

當血液循環獲得改善，肩膀僵硬和水腫就會立刻消失

我對一名抱怨肩膀僵硬的患者說：「那是血液汙濁造成的。」對方感到非常驚訝。但事實上，有肩膀還是身體其他部位等的僵硬，有此困擾的人的血液沒有是清澈的（↓P38）。

血液汙濁，血流不順暢，就沒辦法運送充足的新鮮氧氣給肌肉，所以肌肉會缺氧。不僅如此，也無法順暢地排出疲勞物質，當疲勞物質累積，就會造成肌肉僵硬。這就是身體僵硬的成因。

水腫也是血液循環不順會引發的症狀之一。當血液循環不順暢時，淋巴管內的淋巴液流動也會不順暢。而淋巴循環不順暢時，作爲其主要成分的血漿（血液中運送血球與養分、排除老廢物質的成分）就會殘留在細胞與細胞之間。這就是水腫的

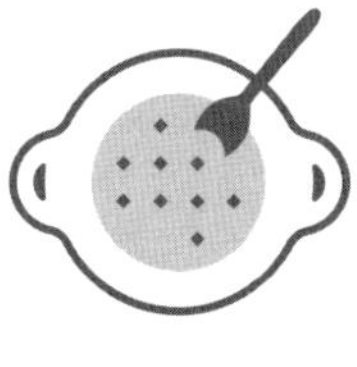

成因。

如果血液汙濁，血流不順，就沒辦法收集疲勞物質、多餘的水分、老廢物質等體內的垃圾，讓這些東西殘留在細胞與細胞之間，導致症狀惡化。

按摩之類的對症治療只能暫時改善症狀，但是治標不治本。

身體僵硬或水腫會讓生活品質大幅降低。現在就開始進行血液清掃，解決根本的問題吧。

讓微血管的血流變順暢，
改善體寒和畏寒

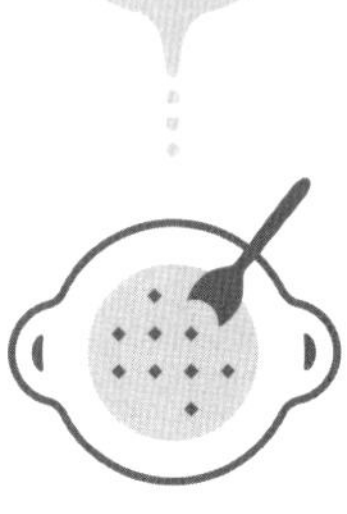

在酷熱的盛夏時節，明明身體不斷流汗，手腳的指尖卻還是冰冷的……周遭的人都在喊熱，只有自己一定要穿一件薄外套，否則會冷得受不了。上述這些體寒、畏寒的狀況，有可能是血液汙濁造成的。

血液會在全身循環，藉此維持著適度的體溫。因此，血液循環不順暢時，體溫就會降低。

尤其要注意的是，如同我在P60皮膚、頭髮和指甲的部分說明過的，**指尖等身體末梢的部位血管幾乎都是微血管，因此當血液變得汙濁黏稠，這些部位一下就會血流不順，出現冰冷症狀**。

更可怕的是，如果一直置之不理，將來微血管就會因爲堵塞而壞死，導致微血管數量減少。這麼一來，血液就無法流到該處，造成冰冷的症狀進一步惡化。

使用暖暖包或泡澡溫暖身體，可以暫時改善冰冷的狀況。

但是，效果只是暫時的，要從根本改善冰冷狀況，必須讓血液循環變得順暢，請各位先了解這一點。

改善血液循環，獲得足以抵抗感染症的免疫力

前面已經說明過，血液肩負著調節體溫的任務。也就是說，體溫降低就是濕黏、黏稠、粗糙血液所發出的警訊。

體溫降低的問題點在於免疫力低下。目前已知**體溫只要下降1度，淋巴球的活力就會跟著下降，免疫力減弱30％**。一般來說，能提升免疫力的體溫是36．5～37度之間。

免疫力指的是「防止生病的能力」，也就是保護身體不受病原菌或病毒等異物侵襲的能力。

舉例來說，在流行性感冒盛行的時候，公司裡總是有些人會馬上被感染，而有些人則不會被感染，對吧？這是因爲每個人的免疫力不同，對免疫力高的人而言，即便病毒入侵體內，免疫功能也會擊退病毒，因此不會受感染，或者是感染了也不會演變成重症。新冠病毒也不例外。

免疫功能由淋巴球掌管，它是白血球的一種。淋巴球的作用是排除對身體造成危害的異物，比如從外部入侵體內的細菌或病毒，以及在體內產生的癌細胞等。換句話說，免疫力的強弱，全看淋巴球的表現。

但是當血液循環不順，體溫降低時……大家已經猜到了吧？沒錯，淋巴球的活力會降低，導致免疫力下降。

爲了維持免疫力，我要給大家一個建議。

那就是**事先掌握自己平常的體溫。各位或許會心想「為什麼」，但這麼做不僅能了解血液狀態，也是推測免疫力的一種手段。請養成每天在同一時間量體溫的習慣**。

順帶一提，肌肉是產生熱能的器官。因此，平時體溫低的人可以多活動身體，提升肌肉量，藉此提升免疫力。

血流堵塞會對腦部造成嚴重損傷！失智症的風險也會提高

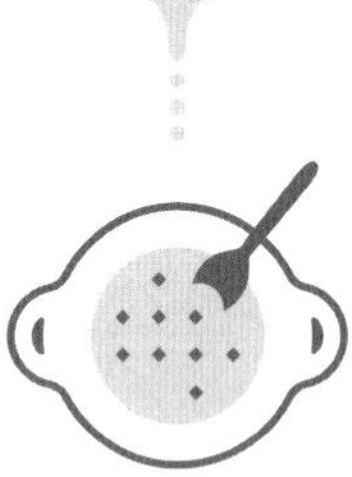

與年輕時相比，專注力下降，不小心犯錯的次數增加。注意力變得渙散，經常忘東忘西。你覺得這是年紀大的關係嗎？其實不好說，這種狀況很有可能是腦部血流不順所造成的。

目前已知，如果流往腦部額葉的血流不順，養分和氧氣就會很難被送達該處，造成專注力、注意力、判斷力下降。

腦部是微血管的集合體，極爲細小的微血管像網子一樣覆蓋整個腦部。因此，一旦血液黏性增強，呈現黏稠狀，腦部的血流就會馬上惡化，導致罹患各種疾病的危險性提升。最具代表性的就是腦梗塞和腦出血這類腦血管疾病。

此外，當我們中暑的時候，之所以會出現頭痛或意識障礙等腦部相關症狀，是因爲脫水造成血液黏性增強，使腦部血流不順。從這裡可以看出，和P62說明的身體末梢部位一樣，聚集了大量微血管的腦部會最先受到血液汙濁的影響。

近年來，**腦部的老廢物質β澱粉樣蛋白被視為阿茲海默症的致病因子，備受矚目。而這也是因為血流不順而堆積在腦部的物質**。換句話說，進行血液清掃，讓血流恢復順暢，有助於預防失智症。

順帶一提，要是血液中的糖分過多，呈現高血糖狀態，β澱粉樣蛋白的產生量也會增加，因此屬於「蜂蜜型黏稠血液」的人必須特別留意。

總而言之，腦部是非常容易受到汙濁血液影響的器官之一。因此，要守護腦部健康，血液清掃是不可或缺的。

在血液汙濁的情況下，腸道環境也不會好

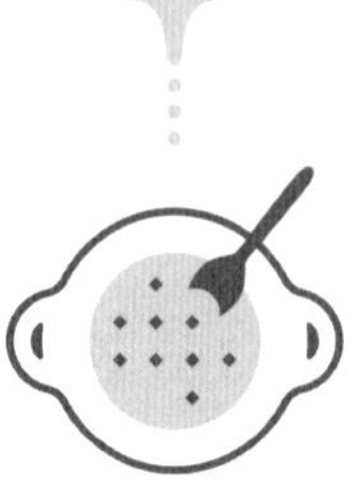

「我明明每天都有吃優格或納豆這些大家都說有益腸道健康的食品，但還是一直便祕或拉肚子……」有一名患者這麼對我說。

腸道環境一詞已經滲透到整個社會，有人提倡吃優格或納豆等發酵食品來維持腸道環境健康，另一方面，因爲沒有見效而感到煩惱的人也增加了。遺憾的是，光吃發酵食品是沒辦法讓腸道環境恢復健康的。因爲**在血液汙濁的情況下，是無法整頓腸道狀態的**。

當圍繞著腸子的血管血流不順的時候，收縮腸道，移動糞便，並將之排出體外的「蠕動」會變得緩慢。如此一來，就沒辦法順暢地排出腸道內的糞便，老廢物質殘留，導致腸道環境惡化。在這種情況下，無論攝取再多對腸道有益的食物，腸道環境也不可能變好。

如果你正爲了便祕或腹瀉所苦，或是吃了很多優格等發酵食品，但是腸道狀況始終未見改善，建議你同時也要喝「血液清掃湯」。

除此之外，當胃的血流不順，消化食物的能力會減弱，因此也容易出現消化不良等胃部的不適症狀。

喝「血液清掃湯」就不容易感到疲憊，消除疲勞的能力也會提升

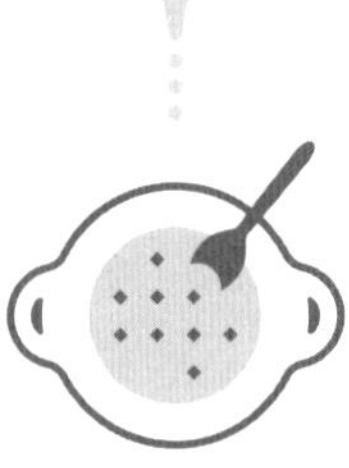

血液呈現濕黏、黏稠、粗糙狀態的人都異口同聲地表示「不知爲何很容易累」、「疲勞完全無法消除」。

沒錯，消除疲勞的關鍵就在於血液循環。**雖然體內產生的老廢物質和毒素是由腎臟來處理，但運送這些物質的是血液。因此，當血液循環不順暢的時候，運送工作就會延宕，造成老廢物質和毒素難以順利排出體外**。毒素累積在體內，自然會對身體造成不良影響，比如疲勞難以消除，或感到渾身無力，。

我想應該有很多人會喝能量飲料來消除疲勞。

但是，當血液汙濁，血流不順的時候，無法充分吸收攝取進來的營養成分，因此難以出現效果。在未進行血液清掃的情況下飲用昂貴的能量飲料，是非常浪費的行爲。

好好吃飯，好好睡覺，即便如此依然無法消除疲勞的話，在喝能量飲料之前，先喝血液清掃湯會更有效果。

改善子宮血液循環，能夠緩和經痛

讓我們來破除一個先入爲主的想法吧。大家是不是都認爲，經痛是理所當然

的，經血本來就是黏稠的？其實這是錯誤觀念。如果血液是清澈狀態的話，不會引起經痛，經血也會是清澈的。換句話說，黏稠的經血就是血液汙濁的證據。

如果放著黏稠的經血不管，子宮就會難以得到氧氣和養分，老廢物質也會不斷累積。這就是引起經痛的原因。

如果有懷孕的話，恐怕也影響到胎兒。要是放置不管，甚至有可能造成嚴重的更年期症候群。

會嚴重經痛，且經血呈黏稠狀的人，請先進行血液清掃！
只要子宮的血流順暢，經血就會變得清澈，經痛應該也會獲得緩解。

提升「血管力」，血液就會自我清掃

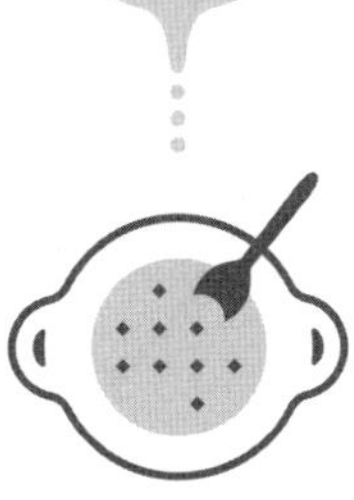

若是去除血液中的髒汙，讓血液恢復成清澈，血管就能保持在強韌且柔軟的狀態。這就是所謂的「血管力」。因爲當血液流速很快的時候，會和血管產生摩擦，讓血管壁得到鍛鍊。

當血管得到鍛鍊，就可以防止劣化，並能夠富有彈性地伸縮。如此一來，血壓就會下降，也可以預防腦梗塞或心肌梗塞等攸關性命的動脈硬化相關疾病。

此外，我們已經知道，當血管壁受到摩擦的刺激，就會促進可以軟化並擴張血管的一氧化氮（ＮＯ）分泌。關於一氧化氮的詳細內容，會在第6章Ｐ１３９進行解說。

如果血液經常快速流動，血管就會定期獲得清掃，汙垢也不容易附著在血管壁上，這就是最理想的情況。

舉個例子，牢牢黏在某處的頑固汙垢，必須拿抹布用力擦才擦得掉。血管也是相同道理，血液快速流動時，血管壁會被用力摩擦，於是附著在上面的汙垢就會被清除。

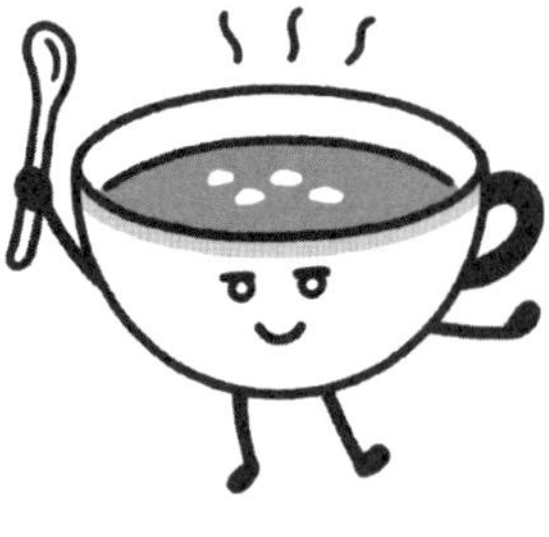

第3章

你的生活習慣正確嗎？

某個習慣正在汙染血液

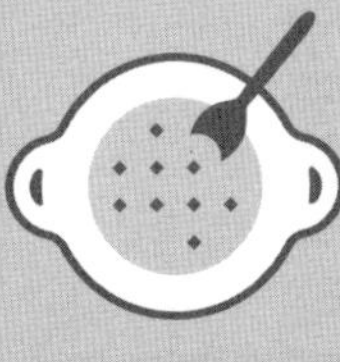

吸菸是百害而無一利的罪大惡極行為

建議各位讀者一定要戒菸。因爲吸菸百害而無一利，我甚至可以斷言「沒有吸菸者的血液是乾淨的」。吸菸的問題在於，菸裡面所含有的焦油等物質，會讓毒性很強的自由基大量增加。

屬於**白血球容易彼此結合的「漿糊型濕黏血液」（↓P32）的人，特別需要留意**。如同我在P47說明過的，白血球會因爲自由基而劣化、增大，造成血流不順。

用MC—FAN（↓P26）觀察重度吸菸者的白血球，會發現白血球不只會互相結合，愈變愈大，顏色竟然也出現了變化。這是白血球受到了因爲吸菸而產生的大量自由基攻擊所致。簡直就是在往動脈硬化的道路直直奔去……

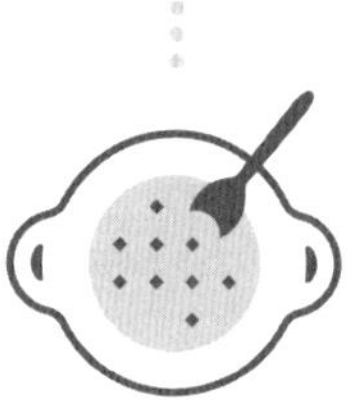

吸菸的害處不只這些，還會造成好膽固醇減少，或是造成血小板結合，形成像粗砂糖餅乾一樣的「粗砂糖型粗糙血液」（↓P36）。

此外，吸入二手菸也會發生同樣的現象。

也就是說，不只是吸菸者本人，家人或朋友等身邊重要的人的血液也會遭到汙染。

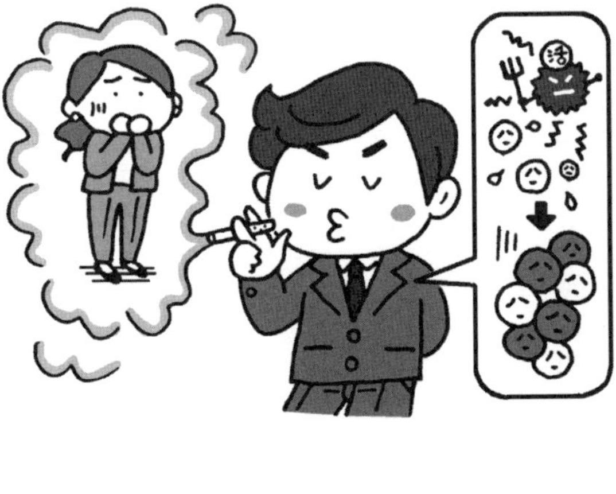

酒可以是「毒」也可以是「藥」，全憑飲酒方式決定

各位會喝多少酒呢？我每天晚上都會喝酒，是公認的愛酒人，但是各位會不會對於喝多少酒對身體最好這件事感到好奇呢？接下來要說一件愛酒人聽了應該會很開心的事情。

酒精具有擴張血管的作用，可以促進血液循環。其實，用MC—FAN比較每天適度飲酒，以及完全不飲酒的人的血液循環狀況後……發現每天適度飲酒的人血液循環更好。這對愛酒人來說真是個好消息！

酒精具有令人放鬆的效果，我想這也是它能讓血液循環變好的原因之一。**酒確實是百藥之長，我也會告訴患者：「適量飲酒的話是沒問題的。」除了三酸甘油酯偏高或肝功能低下的患者以外。**

讓我來說明一下，這裡說的「適量」是多少的量。根據厚生勞動省的標準，男性一天的酒精攝取參考值是40 g，女性是20 g。當然，每個人的酒量不一樣，但我建議自詡「酒量很好」的人，也喝到這個量就好。

二〇二一年，政府建議廠商在容器上標示純酒精含量的克數，因此現在已經可以輕鬆確認酒精量，請大家確認容器上的標示，遵守「適度」的飲酒量吧。

◇適度飲酒量的參考值

- **啤酒500 ml（長罐1罐）**
- **25度燒酒180 ml（兌水約2杯）**
- **威士忌60 ml（單份兌水約2杯）**
- **紅酒300 ml（紅酒杯約2杯）**

・日本酒180ml（約1合）
・白蘭地60ml（玻璃杯約1杯）
・梅酒100ml（玻璃杯約1杯）

不過，有些飲酒方式會讓酒變成毒，必須多加注意。最該避免的，就是「空腹」飲酒。**在胃部空空如也的狀態下攝取酒精，酒精會被迅速吸收，導致血液中的酒精濃度上升，容易形成血小板彼此結合的「粗砂糖型粗糙血液」。**

此外，一口氣灌下整杯酒也會發生同樣的現象，請一點一點慢慢地喝。

也要注意含有大量糖分的甜酒。要是喝太

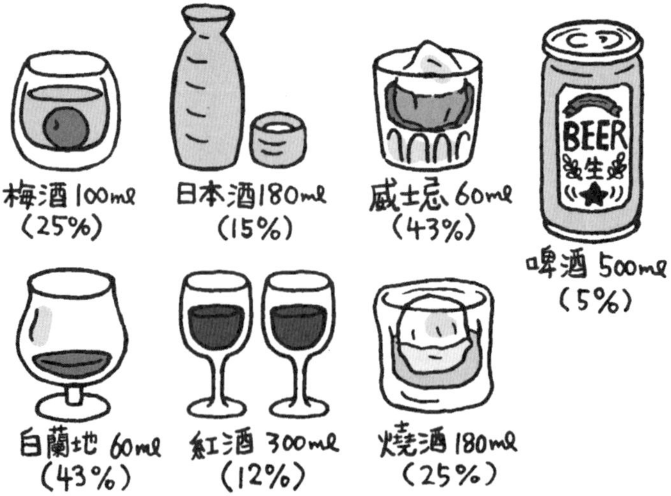

多，不僅血糖會急速上升，還會因爲血液中的糖分增加太多而形成「蜂蜜型黏稠血液」，以及因爲攝取過多糖分，造成熱量過高、三酸甘油酯增加而形成的「粗砂糖型粗糙血液」這兩者組合在一起的複合型汙濁。複合型汙濁是很嚴重的情況，會導致罹患重大疾病的風險提高。

我推薦各位喝紅酒和啤酒。因爲紅酒的原料——葡萄的種子和果皮含有白藜蘆醇、單寧、花色素苷、類黃酮，這些成分都具有強大的抗氧化能力。啤酒則富含維生素B和礦物質等可以軟化紅血球的成分。

這裡有一點要注意。喝了酒就會很容易跑廁所，對吧？這是酒精的強烈利尿作用造成的，所以喝酒的時候要一邊補充水分，否則體內的水分會不斷排出，導致血液黏性變高，血液循環變差。要是喝酒後直接睡覺，發生腦梗塞的風險很高。因此，**在喝酒的當下和喝完酒後，一定要記得攝取水分**。

「快速進食、暴飲暴食」會引起血糖高峰

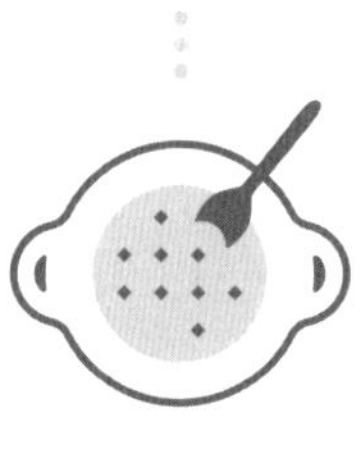

快速進食和暴飲暴食會造成血糖急遽上升。**在空腹狀態下一口氣吃下大量的食物，糖就會一口氣釋放到血液中，導致血液中都是糖，形成「蜂蜜型黏稠血液」**。尤其是在空腹狀態下攝取含有大量糖分的碳水化合物、甜點零食等，糖分會以非常快的速度被身體吸收，導致血糖急遽上升。

接下來，要稍微說明一下血糖急遽上升導致血液變汙濁的機制。當大量的糖釋放到血液中，爲了處理這種狀況，胰臟會大量分泌胰島素，於是又造成血糖迅速減少，血糖急遽降低。這就是「血糖高峰」現象。

如果反覆發生血糖高峰，胰臟逐漸疲乏，無法正常分泌胰島素。如此一來，就沒辦法控制血糖，大量處理不完的糖殘留在血液當中，讓血液變得愈來愈黏稠。

要是不管這些增加過多的糖，三酸甘油酯也會累積，形成與「粗砂糖型粗糙血液」同時發展的複合型汙濁，很有可能會罹患糖尿病、血液中膽固醇或三酸甘油酯過多的血脂異常症，或三酸甘油酯囤積在肝臟而形成的脂肪肝。

要預防這種情況發生，每次將食物放入口中，都要咬三十次左右。仔細咀嚼可以避免快速進食，讓血糖緩速上升。除此之外，還能夠刺激飽食中樞，及早產生飽足感，因此也能避免暴飲暴食。

另外，在吃碳水化合物等含糖量高的食物之前，先吃富含食物纖維的食物，也能有效防止血糖高峰。

建議各位在吃白飯等碳水化合物之前，先喝「血液清掃湯」。此外，在喝湯的同時，配著蔬菜等富含食物纖維的小菜一起仔細咀嚼，血液清掃的效果會進一步提升。

有些健康食物竟然會造成
血糖、三酸甘油酯異常，要多加注意！

①吃太多水果導致三酸甘油酯過高，形成「粗砂糖型粗糙血液」！？

應該沒什麼人會懷疑水果有益健康這件事吧。

遺憾的是，**水果也是造成血液汙濁的原因之一**。

有一次，我在看診時遇到一名幾乎滴酒不沾，三酸甘油酯卻異常地高，還有脂肪肝問題的女性患者。我詢問對方飲食的內容，她說：「爲了健康，我常常吃水果、喝加了果汁的蔬菜汁。」

我確信這就是問題的根源，於是立刻告訴她**要停止吃水果，喝蔬菜汁的時候要選不含果汁的。就這樣過了大約一週左右，她的三酸甘油酯就降到正常範圍了。**

水果究竟哪裡有問題呢？

原因就在於水果所含的「果糖」，與其他糖類相比，果糖被小腸吸收的速度更快，很容易在肝臟中變成三酸甘油酯。之前那名患者，就是長年以來一直大量食用水果，所以才會三酸甘油酯過高，形成「粗砂糖型粗糙血液」，三酸甘油酯囤積在肝臟，形成脂肪肝。

水果並不是健康食物，請淺嘗即止。早餐吃水果，餐後點心吃水果，把水果當成零食吃，一直這樣下去的話，血液就會漸漸變汙濁。而晚上吃水果對身體特別不好。晚餐後絕對不可以吃水果當飯後甜點！

②攝取甜的健康飲料或健康食品，導致糖分過多，招致「蜂蜜型黏稠血液」

甜的健康飲料和健康食品有益身體健康，只是一種幻想。

有一天，一名血糖過高的患者來看診，他告訴我：「我爲了健康，每天都喝乳酸菌飲料。」我要求這名患者立刻停止攝取乳酸菌飲料。結果，他的血糖很快就回到正常範圍了。

近年來，以優酪乳和乳酸菌飲料爲首，市面上販售著許多甜的健康飲料、健康食品。

但是，大部分的商品都含有大量的糖。爲了讓食物好吃、好喝，這也許是沒辦法的事，但是每天攝取這些含有大量糖的食品，不用說有益身體健康了，還會讓血糖直線上升，使「蜂蜜型黏稠血液」不斷惡化。

要攝取優格、優酪乳或乳酸菌飲料的話，請選擇無糖的類型。

③「無油沙拉醬很健康」是謊言

糖分攝取過多，形成「蜂蜜型黏稠血液」的人，**具有偏好攝取含高果糖漿的飲料、罐裝咖啡和沙拉醬等加工食品的傾向**。

高果糖漿屬於利用異構化作用製成的糖，是以玉米或馬鈴薯爲原料的液體甜味劑。這種糖的最大問題點，就是會造成血糖急遽上升。

一天喝好幾瓶含有高果糖漿的飲料或罐裝咖啡，或吃沙拉時會淋上大量沙拉醬的人，有可能隨時都在發生血糖高峰（↓P84）。這種狀態若是持續下去，不僅「蜂蜜型黏稠血液」會惡化，罹患糖尿病的風險也會提高。

此外，我也經常聽到有人說：「因爲我在意三酸甘油酯，所以都使用無油沙拉醬。」但這個行爲不僅對健康沒幫助，還會讓健康惡化。**因為無油沙拉醬雖然不使**

用油，卻會利用高果糖漿製造甜味。

我會建議患者，與其用無油沙拉醬，不如選用以橄欖油等好油製成的沙拉醬，這樣對身體更好。

檢查食品標示，**盡量不要選購原料中含有高果糖漿的食品**，這可說是避免血液汙濁的訣竅。

喝市售的飲料時，建議避開使用高果糖漿的飲料、罐裝咖啡，選擇具有優異血液清掃效果的綠茶。綠茶所含的兒茶素能降低糖的吸收速度，抑制血糖急速上升，還具有促進脂肪燃燒的功效。

過猶不及！
運動不足和運動過度都不行

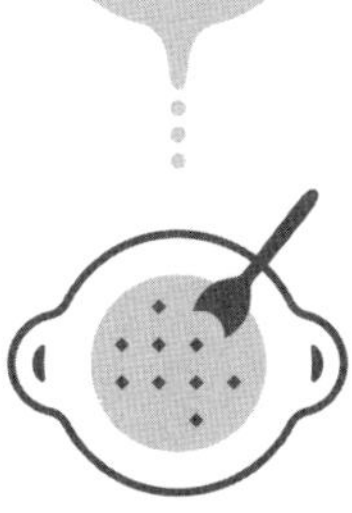

肌肉是血液清掃不可或缺的器官，因爲肌肉會負責清掃汙染血液的糖。反過來說，**肌肉量少的人，血液也容易變汙濁**。

血液中的糖會由胰臟分泌的胰島素運送到肝臟與肌肉，被儲存起來或轉化成活動身體的能量——肝糖。

然而，在肌肉量不足的情況下，運送糖的地方也會不足，導致血液中的糖無法減少。

最後，無處可去的糖會變成體脂肪儲存起來，造成內臟脂肪或皮下脂肪增加。

增加肌肉量的唯一方法就是運動。雖然也必須攝取作爲肌肉材料的蛋白質，但是不使用肌肉的話，肌肉量就不會增加。肌肉由衆多肌纖維所組成的，肌纖維會因爲運動的刺激而受損，再利用蛋白質修復。重複這個修復的過程，肌肉量就會增加，變得更加強壯。

反之，肌肉如果沒有受到運動的刺激，就會逐漸減少。因此運動不足會造成肌肉減少，進而導致血液汙濁。

此外，**運動的時候心跳加快，血流速度提升，會把血管中的老廢物質沖走。換言之，定期運動也可以清掃血液**。

不過，運動過度會給身體帶來巨大的壓力，導致自由基增加。因此，**請避免進行疲勞會持續到隔天的激烈運動，推薦以會稍微流點汗的速度散步作為運動**。

偏食會造成肌肉量減少

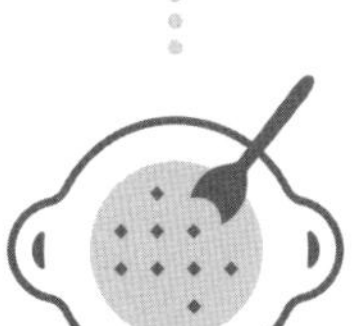

蛋白質是製造肌肉時不可或缺的營養素，但還有一種營養素我更加重視，那就是其中一種蛋白質——**白蛋白**。

白蛋白在血液含有的蛋白質之中占約六成，在製造或強化肌肉、血管、骨骼時，都不能缺少白蛋白。因此，為了預防「肌少症」和「衰弱症」，我非常建議高齡者多攝取蛋白質。

肌少症是指肌肉量減少造成的身體機能衰退狀態。如果繼續惡化，就會陷入稱爲衰弱症的身心衰弱狀態，最後會臥床不起，或是認知功能出問題。當然，若是罹患肌少症，血液的汙濁情況想必也會惡化。

羅患肌少症的高齡者有一個共通點，就是白蛋白都低於基準值（3．8～5．3g／dL）。由於白蛋白會隨著年齡增長而減少，所以也被視爲老化的指標。

有一天，一名腰腿相當衰弱的高齡女性來到我的診所。我檢查了這名患者的血液，發現她的白蛋白僅有3．6g／dL，就快要進入身體機能衰弱的範圍。順帶一提，理想數值是5．0g／dL以上。

於是**我建議她多吃富含白蛋白的肉類和蛋，尤其是要大量攝取蛋**。4個月後，她的白蛋白數值回升到4．5g／dL，而且已經可以靈活走路，氣色和臉龐的光澤度都比之前好上不知道幾倍。

有一件事希望各位了解，那就是單獨攝取一種營養，身體是沒辦法有效利用的。

舉例來說，要讓蛋白質被身體有效利用，成爲製造肌肉的材料，必須仰賴富含於蔬菜的維生素B群幫助。

也就是說，只吃肉和蛋的話，好不容易攝取到的蛋白質會被白白浪費掉。攝取肉、蛋、魚類的同時，也要吃蔬菜和飯，維持營養均衡。

充滿壓力的生活會使血液變汙濁

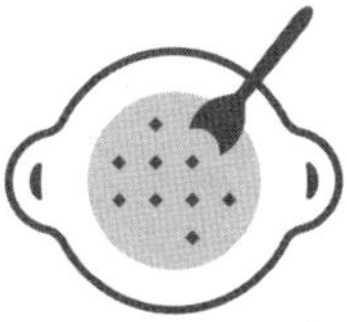

有一名患者會定期到我的診所做血液檢查，有一次我看了他的血液狀態，便問他：「你最近是不是常常感到有壓力？」而患者驚訝地回答：「最近工作很忙……不過，醫生你怎麼會知道？」

沒錯，只要檢查血液，就可以推測出一個人的壓力狀況。

爲什麼呢？要說明這一點，就必須先解釋一下自律神經。

自律神經包括在人緊張、興奮的時候發揮作用的「交感神經」，以及在人睡眠或休息充足，身心都相當放鬆的時候發揮作用的「副交感神經」。這兩種神經平衡地發揮作用，人就能保持健康；要是失衡，身心就會出現異常。

壓力是造成自律神經失調的原因之一。當身心承受強大的壓力時，交感神經會處於優位，增加會讓身心進入緊張、興奮狀態的腎上腺素分泌量。於是血管會收縮，白血球中的嗜中性球數量增加。這裡稍微複習一下。先前在P47提過嗜中性球，它是白血球的一種，會產生造成血液汙濁情況惡化的元凶——自由基。換句話說，當嗜中性球增加，白血球的黏性就會增強，藉由與血小板結合逐漸變大，還會變硬導致難以變形，使血流停滯。

另一方面，當身心放鬆，副交感神經處於優位的時候，白血球中的淋巴球數量會增加。淋巴球與嗜中性球不同，即便數量增加，也不會造成血液循環不順。

【自律神經的運作】

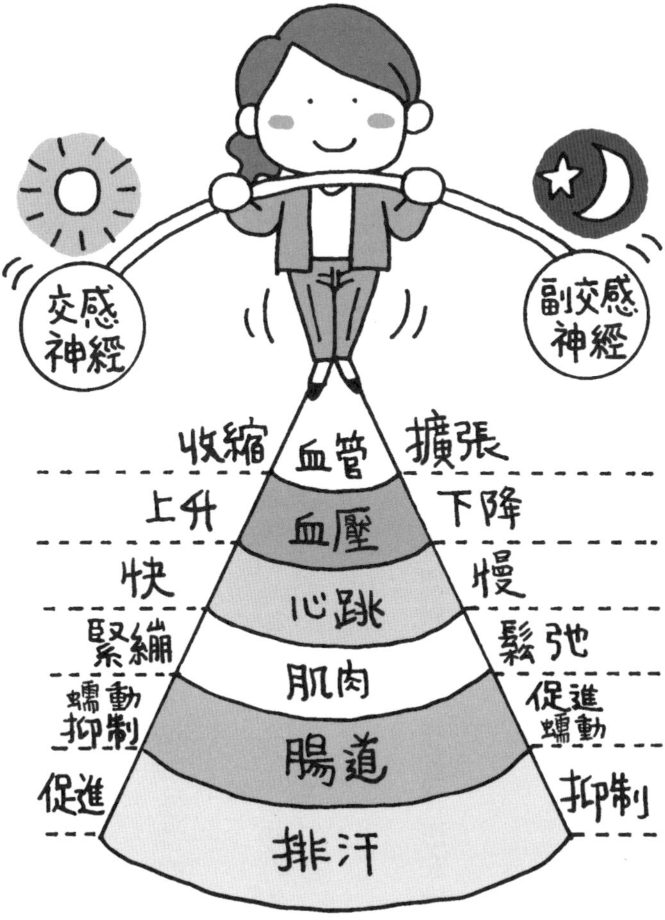
交感神經
副交感神經
收縮
血管
擴張
上升
血壓
下降
快
心跳
慢
緊繃
肌肉
鬆弛
蠕動抑制
腸道
促進蠕動
促進
排汗
抑制

現在要來解答剛才的問題。其實是因爲，該名患者血液中的嗜中性球比例比淋巴球高出非常多。

該名患者因爲壓力大，導致交感神經長期處於優位，身心一直處在緊張、興奮的狀態，所以嗜中性球的比例增加，造成血液狀態惡化。

壓力是個可怕的東西，一下子就可以把自律神經的平衡打亂，讓血液變汙濁。

要保持自律神經平衡，消除壓力是很重要的。

可以從事自己的業餘愛好、稍微運動一下、慢慢泡澡等等，請每天都安排一段與壓力源保持距離，身心都可以好好放鬆的時間。

第4章

讓血液變清澈的
飲食方式和營養素

淨化血液的
「血液清掃湯」

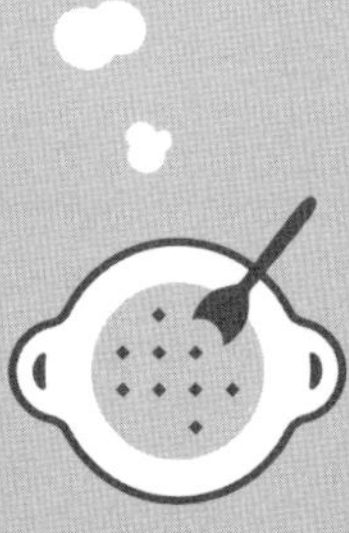

現在推薦「血液清掃湯」的理由

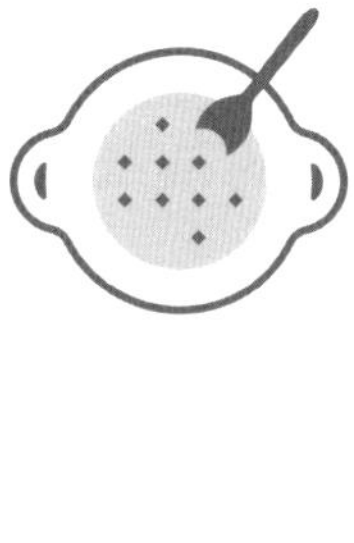

這次我之所以會構思出可以清掃血液的湯，是希望大家可以盡可能長期持續喝下去。

若是要跑好幾個地方才能買齊食材，而且每次都得動鍋動灶的話，就會讓人覺得麻煩而難以持續，對吧？

不過，**這碗血液清掃湯用的都是去超市就能輕鬆買到的食材，還可以一次做很多保存起來**。我認爲這是很大的優點。

另一個想強調的重點是，我也很注重美味。

在定期來我的診所看診的患者之中，有很多人嘗試過各式各樣的健康食品，但每一種都無法長期持續地吃。這些人共通的想法是「那些食物都不好吃」。

基於這樣的經驗，我開發出了含有大量能夠清掃血液的食材，同時也相當美味的湯，**而且不做任何變化單喝也很好喝**。

此外，它還可以冷凍保存，因此可以把它當成高湯塊，用來爲其他料理提鮮。

做成湯的好處已經在P10～12解說過了，而接下來我會再說明具體的喝湯方法等相關事項。

◆可以調整每一餐的食用量

雖然我建議一餐以65～68g爲基準，但**它不是藥，所以不需要嚴格計算分量**。當然，一天吃超過一次也行。例如，嘴饞的時候喝一碗也沒問題，三餐都喝亦無妨。

泡開湯的時候使用的熱水量（80～100ml）也只是參考。如果喜歡喝濃一點，熱水就用少一點，口味比較清淡的人就多加點水。

用來當調味料的時候也一樣，請依自己的喜好調整用量。

◆能夠保存一個月，因此可以事先做起來放

血液清掃湯大約可以冷凍保存一個月。**這次雖然是介紹一天一碗，一週七天的分量（共七碗）**，但只要冷凍庫的空間足夠，也可以在有空的時候一次做好四週的分量，放進冷凍庫保存。

不過，一旦經過解凍，就要在當天喝完。

◆在意血糖或三酸甘油酯的人也可以安心飲用

一碗只有55大卡，熱量非常低也是這碗湯的優點。具體而言，熱量大約等同

於一貫小型壽司（只有飯的部分）、一片起司片。另外，碳水化合物的量爲4．6g，大約是一貫壽司（飯的部分）的三分之一。

此外，由於番茄和洋蔥含有大量食物纖維，可以抑制血糖上升的速度，所以在意血糖或肥胖的人也可以放心飲用。

脂質一碗也只有1．9g，是1／2小匙奶油的量。不過，清掃湯的脂質主成分是EPA／DHA，也就是能夠有效減少三酸甘油酯、淨化血液的好油，因此三酸甘油酯過高和肥胖的人也可以放心飲用。

◆在意鹽分的人也可以放心飲用

鹽分一碗爲1．0g，但是這裡的鹽分幾乎都來自於紅味噌。實際上醫學已經證明，**食用屬於大豆發酵食品的味噌，與直接攝取食鹽是不一樣的，不僅血壓不容易上升，也有助於預防高血壓和中風。**

雖說如此，其他飲食也含有鹽分，所以一餐喝一碗比較適當。如果不習慣一餐中沒有味噌湯，可以在一開始先喝清掃湯，味噌湯則配著飯菜一起吃。不過，這樣就要減少用來調味其他餐點的鹽分。

◆攝取到一顆蛋分量的蛋白質

清掃湯的特徵之一是一碗就含有5．1g的蛋白質，相當於一顆蛋（SS尺寸）的分量。下一小節會說明一天應該要攝取多少蛋白質，請各位參考該說明，搭配清掃湯，大量食用富含蛋白質的食物，攝取到一天所需的蛋白質。

◆持續飲用可以保持血液清澈

爲了實際感受到清掃湯的效果，本書**建議各位至少持續喝兩週，但不是要大家**

只喝兩週，持續喝下去是最重要的。因爲，即便血液由於喝清掃湯的關係而變清澈了，若是之後生活步調又開始紊亂，或是累積太多壓力，血液有可能會再度變得汙濁。

此外，兩週只是給血液汙濁程度比較輕微的人參考的基準。血液的濕黏、黏稠、粗糙情況已經比較嚴重的人，或許需要花更多的時間。

◆相信效果，持續飲用

心靈與身體具有密切的關係。這點與吃藥的道理相同，醫學已經證明，在相信「有效」的狀態下服用，與懷疑「沒效」的狀態下服用，發揮的效用會有差異。

實際上，甚至還會出現「安慰劑效應」，意思是就算服用不含有效成分的藥，即假藥，只要相信其有效，症狀就會獲得改善。

清掃湯也是一樣道理。**請各位不要懷疑其功效，抱著會有效的想法喝湯**。如此一來，身體應該也會回應積極的心靈，澈底吸收湯裡所含的有效成分。

在持續喝湯的過程中，肩膀僵硬或體寒之類的輕微不適症狀應該就會逐漸獲得緩解。那樣的話就太好了。因爲身體變得輕盈，不再感到倦怠不想動，活動身體的機會自然而然就會增加。如此一來，肌肉量會增加，血糖和三酸甘油酯應該也會穩定下來。

一天所需的蛋白質量是1kg體重對1g

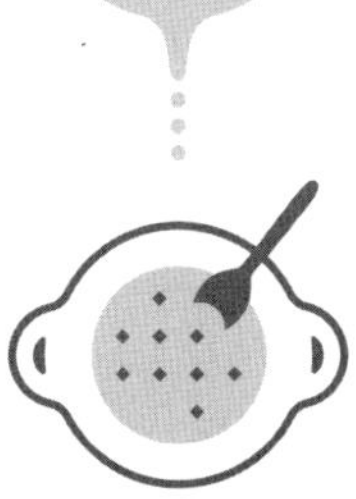

肌肉是清掃血液時不可或缺的器官。而要維持肌肉量，就不能缺少蛋白質。爲了預防肌少症（↓P93），年紀愈大，就愈需要多攝取蛋白質。因此，**一天的蛋白質建議攝取量為1kg體重對1g，也就是說，體重60kg的人一天至少要攝取60g的蛋白質**。

接下來，會具體說明採取什麼樣的飲食方式，才能攝取到每天所需的蛋白質量。

能夠最有效率攝取到蛋白質的方式是吃肉。雖然根據肉的類型會有些差異，不過100g的肉大約可以攝取到20g的蛋白質。如果體重是60kg，那麼只要吃300g的肉就可以了。

不過，中高齡者要吃到300g的肉應該有點困難吧？遇到這種情況，可以食用豆腐、納豆等其他富含蛋白質的食物來彌補不足的部分。

舉例來說，一塊豆腐約含有20g，一盒納豆約含有17g的蛋白質。也就是說，只要在三餐之內吃掉150g的肉、半塊豆腐、一盒納豆，就差不多能夠攝取到一天所需的蛋白質。

放下「吃太多蛋不好」的成見，1天5顆蛋，攝取白蛋白

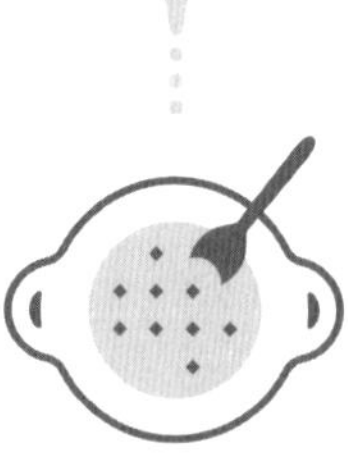

肉屬於動物性蛋白質，在人體內的吸收率較高，只要攝取少少的300g，就可以滿足一天所需的蛋白質量。因此，高齡者更該積極吃肉，但我想應該有很多人因爲咀嚼力下降，不大方便吃肉吧。

我建議有這種困擾的高齡者吃蛋。一顆蛋約含有10 g的動物性蛋白質，可以有效率地攝取蛋白質。

不僅如此，蛋還含有除了維生素C、食物纖維以外的所有營養素，是被稱爲「超級食物」的優良食物。

尤其是，蛋富含P93提過的**其中一種蛋白質「白蛋白」**。白蛋白具有輔助形成肌肉和骨骼的作用，是高齡者容易缺乏的成分。

我總是建議患者1天吃3至5顆蛋，但是有很多患者都會浮現不安的表情，表示：「吃那麼多蛋不會造成膽固醇增加嗎？我都控制自己一天只吃一顆。」不過，請各位放心。

其實，**吃蛋會導致膽固醇增加是一個誤解**。會招致這項誤解，是因爲一九一三年有一名蘇聯（現在的俄羅斯）科學家，發表了「餵兔子吃了大量的雞蛋，結果兔子的膽固醇增加」的實驗結果。

可是，兔子和人類屬於不同物種。讓草食動物吃動物性的食物，膽固醇數值會上升是理所當然的。

一九八一年，日本發表了另一項實驗結果，那就是讓健康的人1天吃10顆蛋，並持續5天，而膽固醇數值完全沒有上升。由此可證，吃蛋會造成膽固醇增加一事根本是子虛烏有。**吃蛋會導致血液中的膽固醇增加，讓血液變汙濁，這種想法已經落伍了**。

話說回來，似乎有很多人都認爲膽固醇愈低就愈健康，但這是個天大的錯誤。膽固醇是形成細胞壁和免疫細胞的材料，如果膽固醇太少，血管會變得脆弱，免疫力也會降低。因此，**現在的主流觀念是膽固醇稍微高一點比較好**。

無須爲了大量吃蛋而感到不安。倒不如說，不吃蛋才是對身體不好。尤其是高齡者，爲了預防肌少症、衰弱症，請以1天吃3到5顆蛋爲目標。

用餐時先喝「血液清掃湯」，避免血糖急速上升

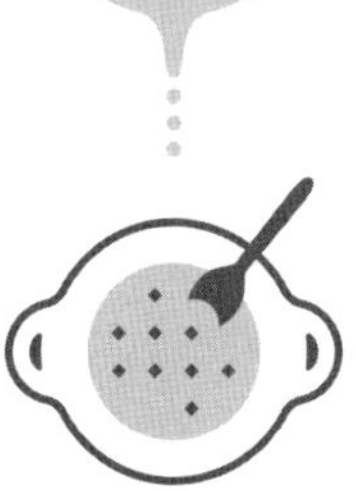

無論吃了多少有助於淨化血液、含有抗氧化物質的食物，無論吃了多少肉和蛋，如果吃的順序不對，我們特地攝取的血液清掃成分有可能會無法發揮作用。

以下是我推薦最佳進食順序，這樣吃就不會汙染血液。

①喝「血液清掃湯」。

②吃富含食物纖維的食物，主要是燙青菜、沙拉等蔬菜類。

※蔬菜類也可以配著湯一起吃。

③吃肉或蛋這類富含蛋白質的配菜。

※一開始要忍住吃白飯的衝動。將配菜吃掉一半之後，再配著飯一起吃。

④吃飯或麵等碳水化合物。

另外，也別忘了每一口食物都要咬30遍，慢慢地吃。

也要留意吃飯的時間。晚上十點以後代謝會變慢，容易囤積脂肪，所以請避免在這個時間進食。

遵守這個進食順序與方式，就可以防止血糖驟升，預防因爲糖而形成「蜂蜜型黏稠血液」。此外，由於能夠較快產生飽足感，所以也可以避免吃太多，不容易累積三酸甘油酯，能夠預防「砂糖型粗糙血液」的形成。

第5章

靠一碗湯
「清掃血液」

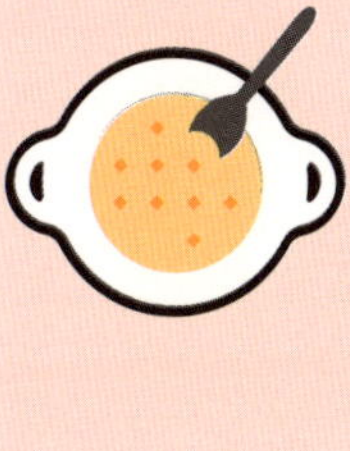

方法簡單，能夠輕鬆維持習慣

只要用熱水沖泡高湯塊即可！

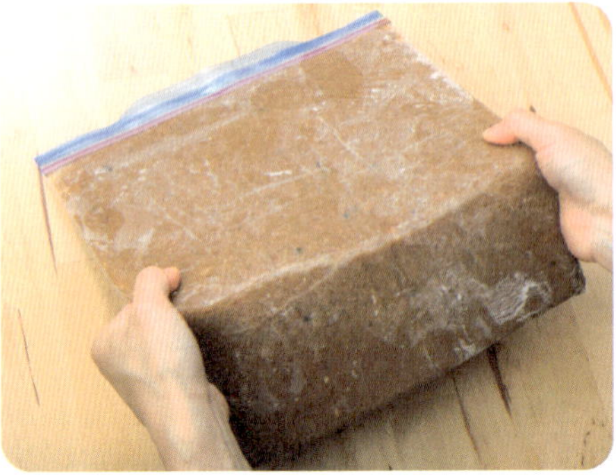

1

徒手剝下冷凍保存的高湯塊。一次的用量大約是 $\frac{1}{7}$ 袋（65～68g）。

2

將一餐份的高湯塊放入容器。

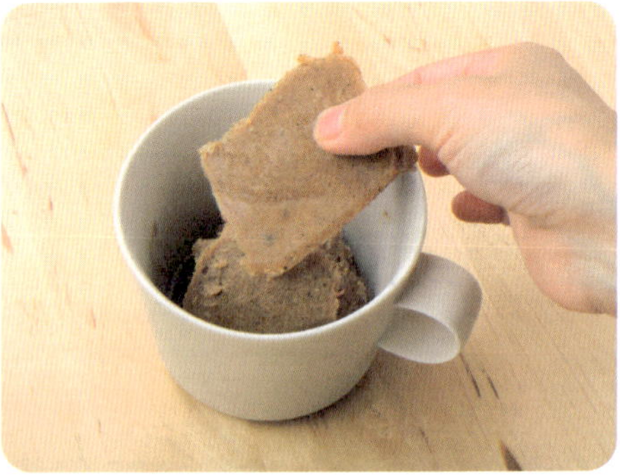

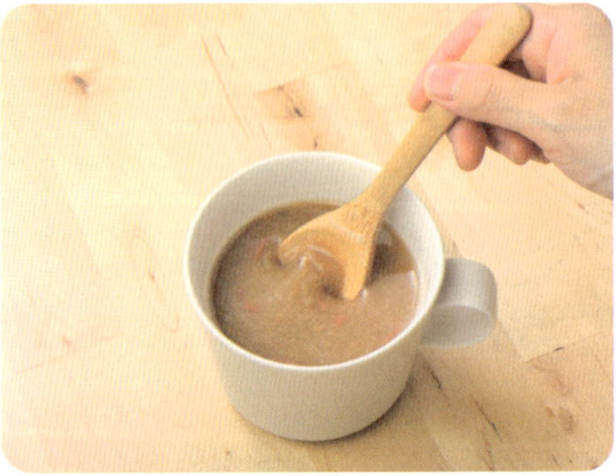

3

加入熱水（80～100ml）並攪拌均勻就大功告成了。

血液清掃湯的聰明活用法

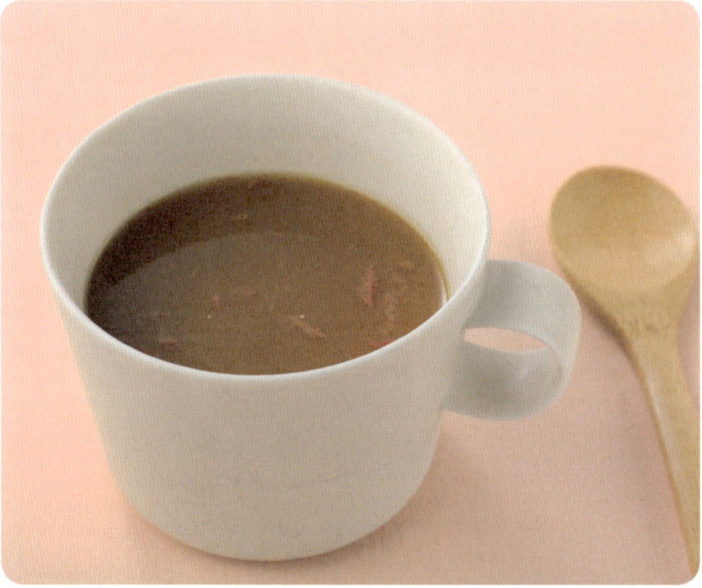

- 一天一碗， 至少持續兩週。
- 建議用餐時先喝湯。
- 也很適合當作嘴饞時的零食。
- 一天三餐都喝也 OK！
- 自行調整熱水的量， 調成自己喜歡的口味。
- 想要喝熱的， 就用微波爐加熱。

無須菜刀即可簡單料理！只要把食材揉勻就大功告成

血液清掃湯的「高湯塊」製作方法

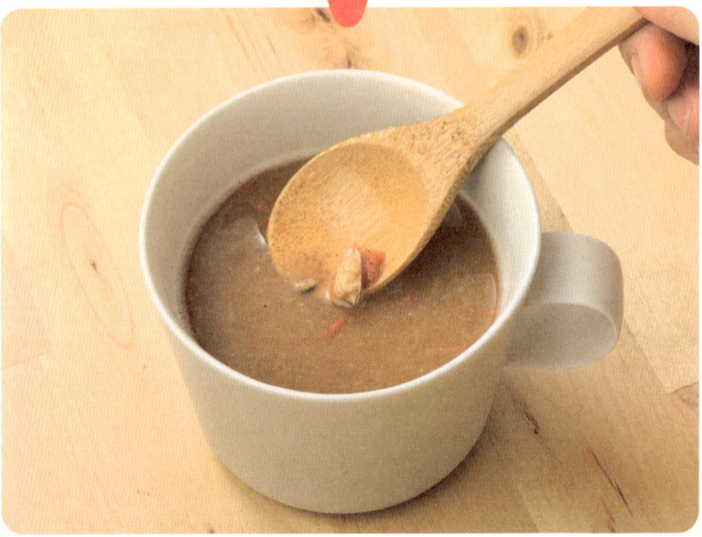

食材（約 7 碗的分量）

番茄…中 1 顆（200g）

洋蔥…1/2 顆（100g）

鮭魚罐頭…小罐 1 罐（90g）

小魚乾粉…1 大匙（8g）

黑豆粉…1 大匙（8g）

黑醋…1/2 大匙

紅味噌…50g

1 碗所含營養

熱量	55kcal
蛋白質	5.1g
脂肪	1.9g
碳水化合物	4.6g
食鹽	1.0g

步驟

1

將番茄和洋蔥
磨成泥。

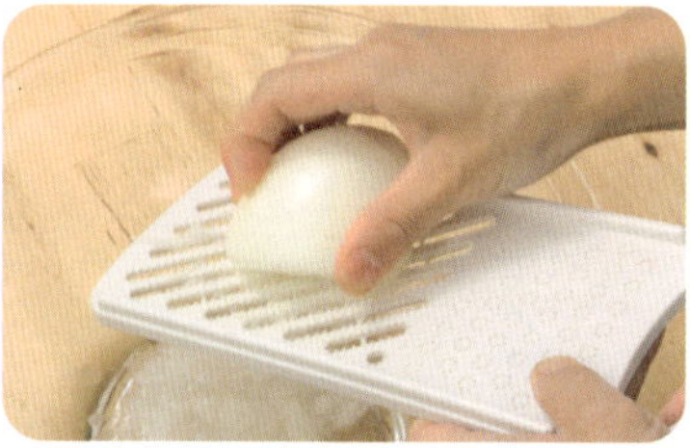

2

將鮭魚罐頭連同湯汁
一起倒進較大的保鮮袋，
接著用手揉碎。

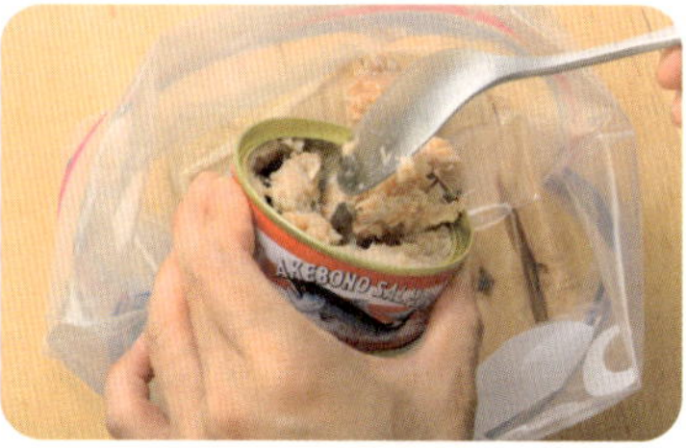

3

加入 1 和其他食材，
揉捏均勻。

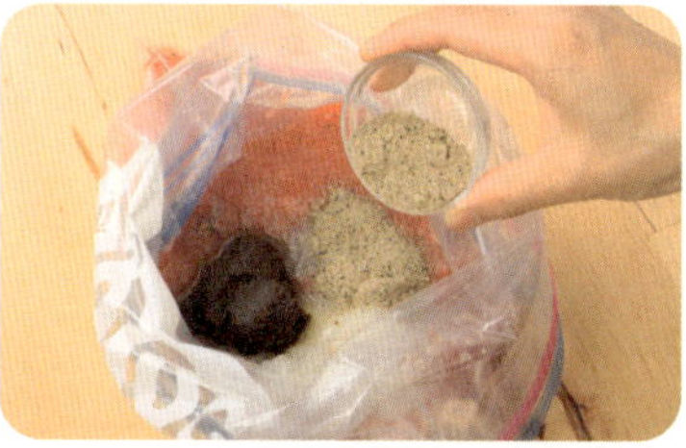

4

將內容物攤平，
呈均等厚度，
放入冷凍庫冷凍。

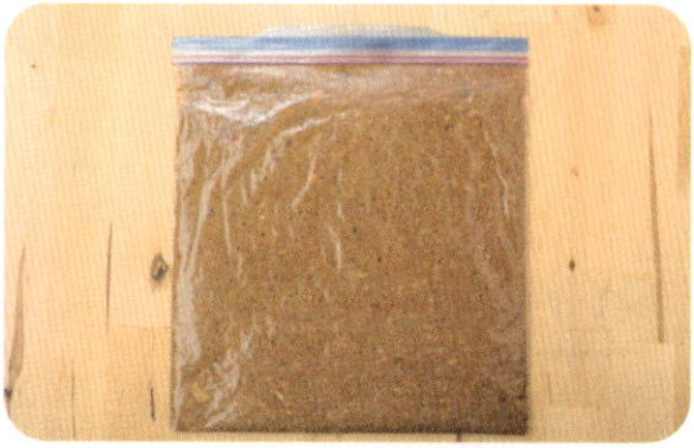

小撇步

每次的用量可以依照喜好自行增減。如果冷凍庫太小，也可以用製冰器代替保鮮袋。

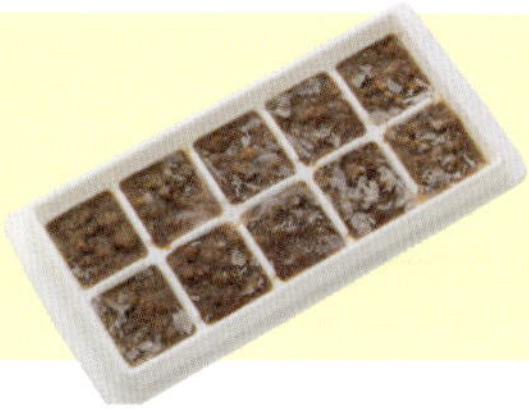

幫血液大掃除的淨化成分
全部濃縮在這碗湯裡！

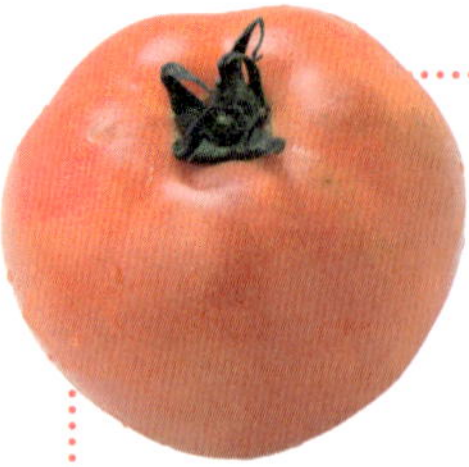

番茄

番茄皂苷 A　茄紅素

番茄皂苷A會讓壞膽固醇不容易附著在血管壁上。茄紅素具有強大的抗氧化能力，可以去除血液中的自由基。

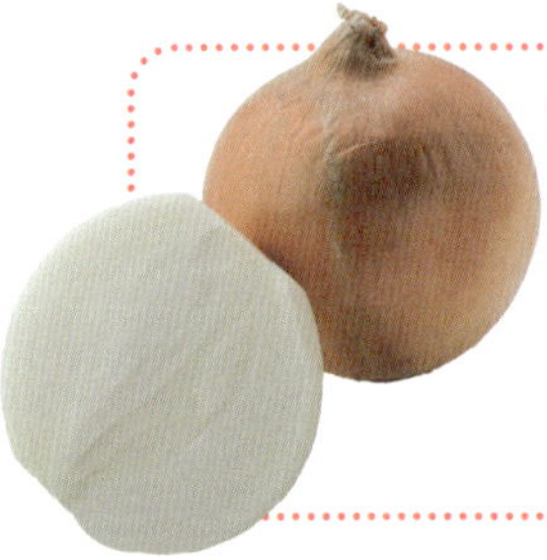

洋蔥

硫化物

硫化物是洋蔥和青蔥刺激味道的來源，具有增加好膽固醇、防止壞膽固醇增加、抑制血糖上升的作用。

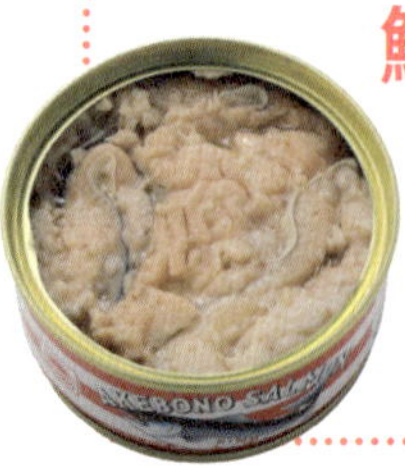

鮭魚罐頭

蝦紅素　蛋白質　EPA／DHA

蝦紅素是鮭魚紅色色素的來源，具有最頂級的抗氧化能力。除此之外，吃鮭魚還可以攝取到蛋白質，以及具有淨化血液作用的EPA／DHA等營養素。

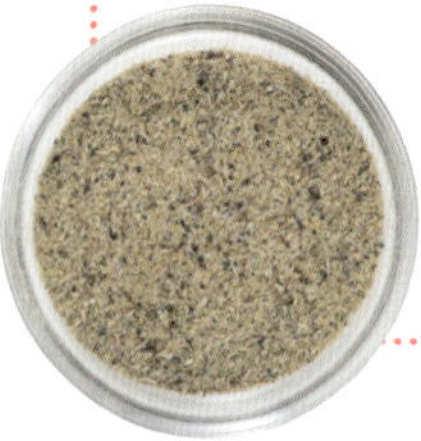

小魚乾粉

輔酶 Q10　鈣質　維生素 D

以青背魚為原料的小魚乾粉富含能夠防止血管老化的輔酶Q10。維持靈活身體不能少了骨骼，從這裡也可以攝取到具有強化骨骼作用的鈣質和維生素D。

只需要簡單的食材，容易維持習慣！

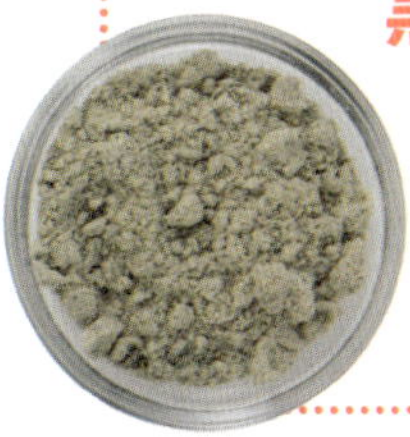

黑豆粉

大豆異黃酮　花色素苷

在豆類之中，黑豆的大豆異黃酮含量特別多。大豆異黃酮除了能預防動脈硬化、降血壓，一般也認為其具有預防癌症的作用。

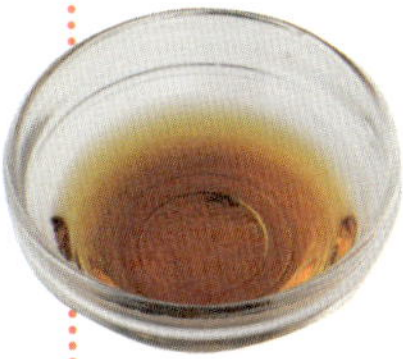

黑醋

檸檬酸

黑醋所含的檸檬酸會軟化紅血球的細胞膜，促進血液循環。實驗結果顯示，在攝取黑醋後的1～2小時，血液循環就會變好。

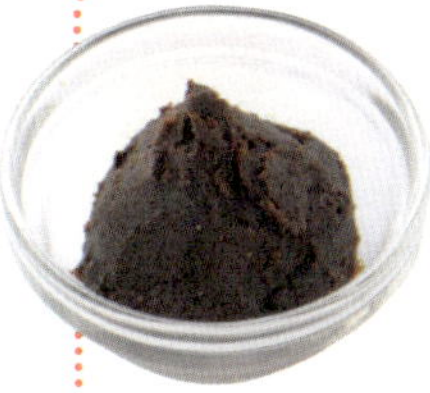

紅味噌

類黑精

紅味噌所含的類黑精是強大的抗氧化成分，亦具有抑制血糖上升、減少壞膽固醇的作用，因此特別推薦給有生活習慣不良的人。

蛋

白蛋白（蛋白質）

要有效率地攝取作為肌肉食材的白蛋白，吃蛋是最好的方式。一天大約吃3～5顆蛋，不僅可以維持肌肉量，還能加快血液清掃的速度。

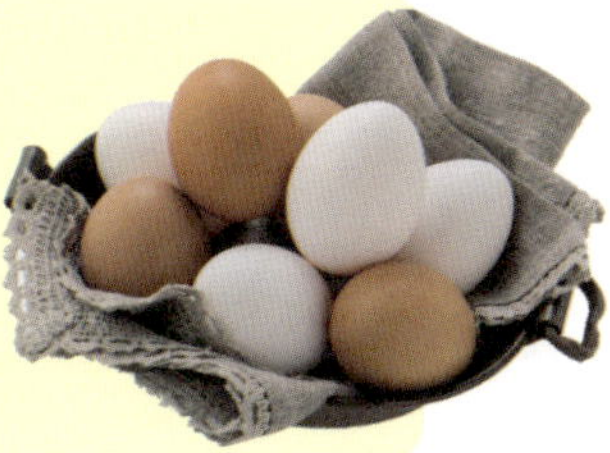

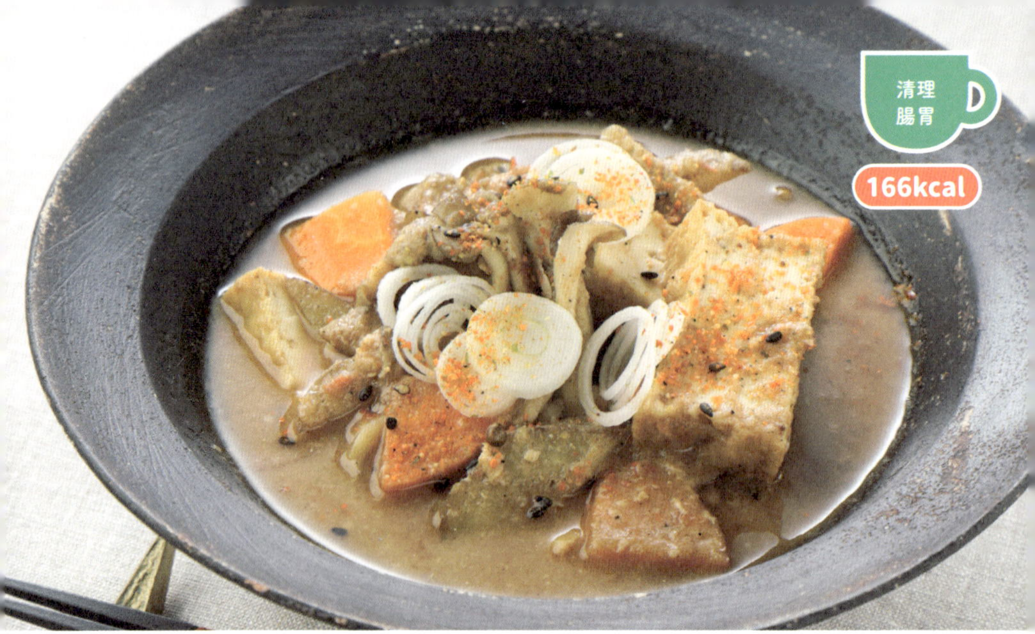

清理腸胃

166kcal

油豆腐牛蒡胡蘿蔔湯

酒粕中的乳酸菌可以讓好菌增加，牛蒡的植物纖維會成為好菌的養分，可以藉此調整腸胃環境。此外，油豆腐的蛋白質含量約為豆腐的2倍。

［步驟］

1. 將油豆腐切成1.5cm的小塊。牛蒡斜切為5mm的小段，並用水洗淨。胡蘿蔔則切為5mm的銀杏狀。
2. 在鍋中加入水、牛蒡、胡蘿蔔，蓋上鍋蓋煮至沸騰，並燉煮約3分鐘。加入油豆腐，並將酒粕撕碎加入鍋中，繼續燉煮約2分鐘。
3. 加入高湯塊，煮至沸騰後關火，就大功告成了。

※ 放置 1 小時左右讓食材入味也很美味。可以依喜好加入青蔥或七味粉。

食材（2 人份）

油豆腐…100g
牛蒡…30g
胡蘿蔔…20g
酒粕…20g
血液清掃高湯塊
…2 餐份
水…300ml
青蔥、七味粉
…依喜好

滿滿蕈菇湯

滑菇和香菇富含的食物纖維之一β-葡聚醣具有排除腸道老廢物質的效果，可以預防、改善便祕。此外，濕滑的果膠成分會減緩糖的吸收速度。

[步驟]

1. 香菇切除菇蒂頭，切成7mm的薄片。姬菇切除蒂頭後撥開。滑菇稍微沖洗一
2. 在鍋中放入水和 1 ，煮至沸騰後繼續燉煮約2分鐘。
3. 加入高湯塊，煮至沸騰後關火，就大功告成了。

食材（2人份）

滑菇…50g
香菇…4朵
姬菇…50g
血液清掃高湯塊…2餐份
水…200ml

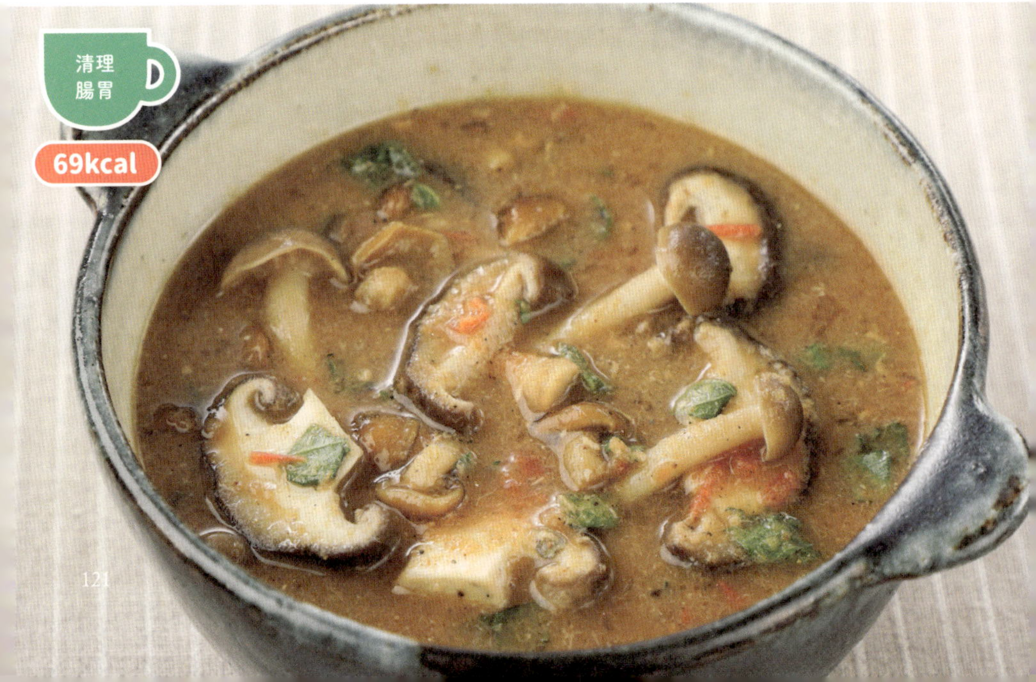

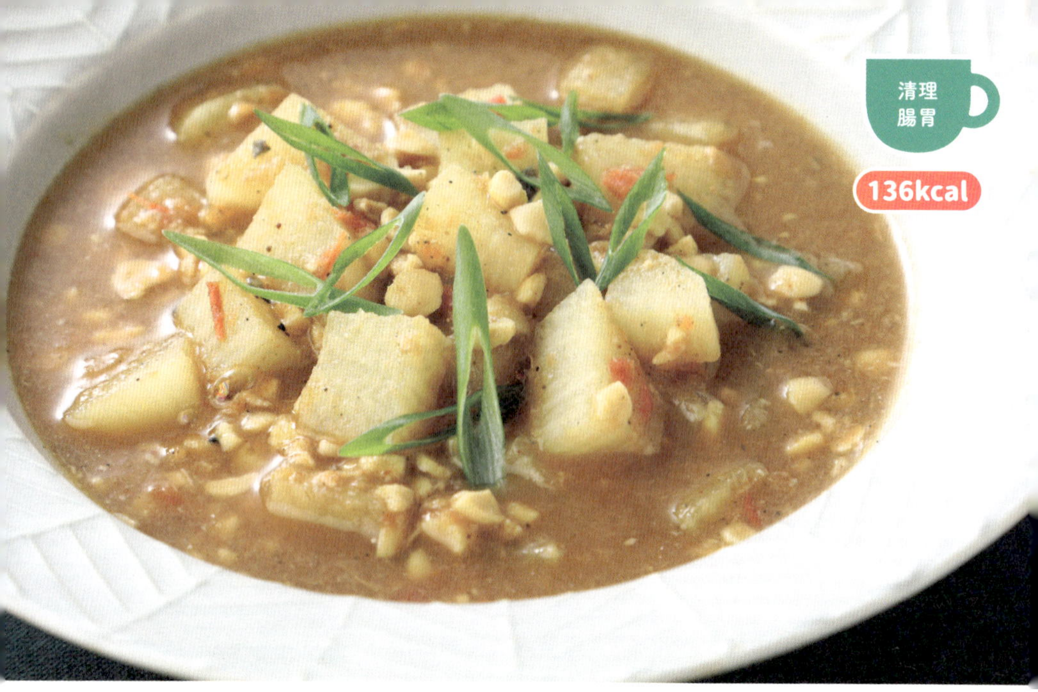

山藥納豆湯

納豆可以增加腸道好菌，具有強大的整腸效果。能攝取到降低血小板黏性、預防會傷害血管的粗糙血液形成的納豆激酶，是這碗湯的一大優點。

[步驟]

1. 山藥去皮，切成1cm的方塊。
2. 鍋中加入水和 1，煮至沸騰，加入納豆和高湯塊後，煮至沸騰後關火即完成。可依喜好撒上蔥花。

食材（2 人份）

山藥…100g
搗碎納豆…1 盒
血液清掃高湯塊…2 餐份
水…200ml
青蔥…依喜好

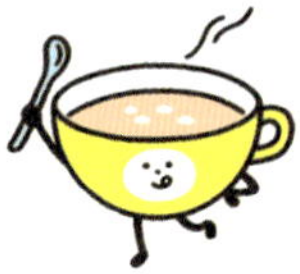

海蘊麵筋湯

海蘊的黏液中含有的褐藻糖膠具有減少腸道壞菌並增加好菌的作用。此外，高蛋白質、低熱量的麵筋能令人產生飽足感，防止吃太多。

[步驟]

1. 鍋中加入水、海蘊、薑泥，煮至沸騰後加入麵筋，待麵筋膨脹後再加入高湯塊，煮至沸騰後關火就完成了。
2. 倒入容器，再依喜好淋上黑醋享用。

食材（2人份）

海蘊（最好使用沒有醬汁的類型，沒有的話使用有醬汁的也可以）…80g
麵筋…6 個
薑泥…1 節（1 節約 15g）
血液清掃高湯塊…2 餐份
水…200ml
黑醋…依喜好

清理腸胃

96kcal

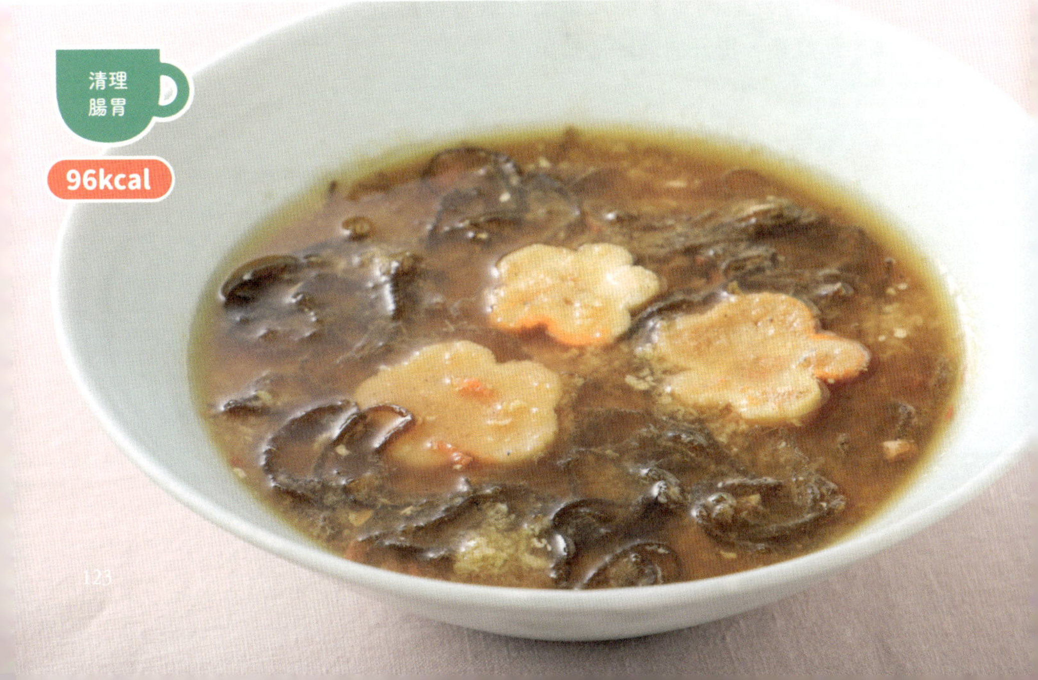

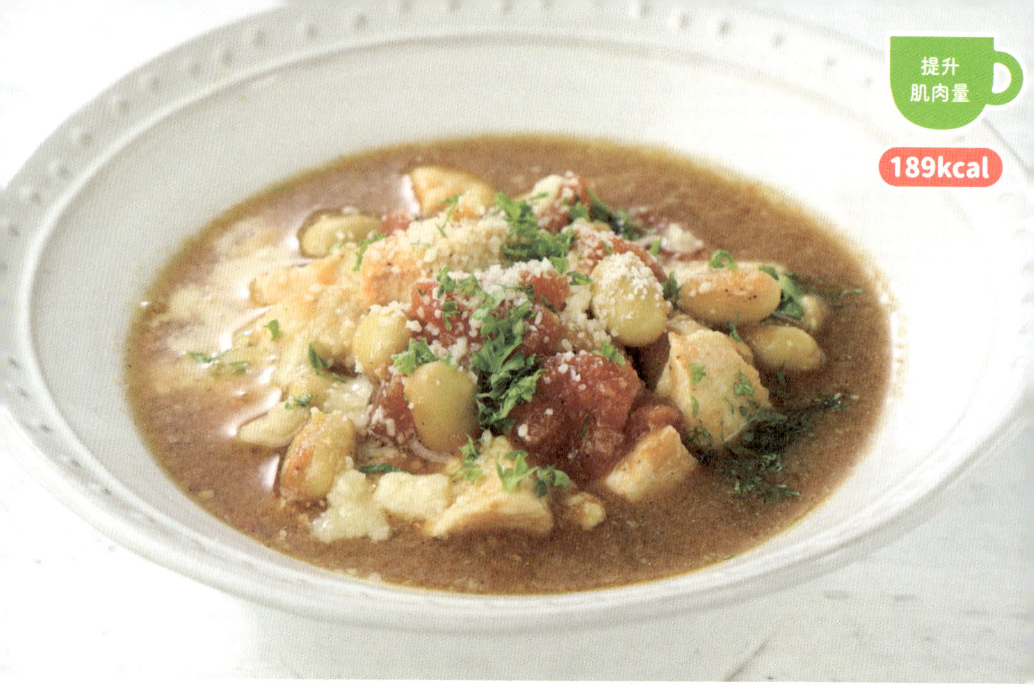

提升
肌肉量

189kcal

雞胸黃豆番茄湯

可以從雞胸肉攝取動物性蛋白質，從黃豆攝取植物性蛋白質，幫助我們提升肌肉量。加入番茄，還可以攝取到豐富的番茄皂苷A、茄紅素，提升血液清掃效果。

[步驟]

1. 雞胸肉切成比黃豆大一圈的塊狀。
2. 鍋中放入水、蒸黃豆、切塊番茄，煮至沸騰後再加入1，燉煮約2分鐘。
3. 加入高湯塊，煮至沸騰後關火即完成。倒入容器，依喜好撒上切碎的巴西里或起司粉。

食材（2人份）

雞胸肉…100g
蒸黃豆…50g
切塊番茄罐頭…100g
血液清掃高湯塊…2餐份
水…150ml
巴西里、起司粉…依喜好

花椰菜雞柳湯

雞柳所含的優質蛋白質有助於提升肌肉量。花椰菜含有可以去除自由基的維生素C和β-胡蘿蔔素，以及有助於抗癌的異硫氰酸酯。

［步驟］

1. 將花椰菜切成小塊。雞柳去筋後，沿著纖維斜切成一口大小。酸梅先去籽。
2. 鍋中倒入水，煮至沸騰後加入花椰菜和雞柳，並蓋上鍋蓋，燉煮約2～3分鐘讓食材熟透，再加入酸梅，攪拌均勻。
3. 加入高湯塊，煮至沸騰後關火即完成。

食材（2人份）

花椰菜…100g
雞柳…2條（100g）
酸梅…1顆
血液清掃高湯塊…2餐份
水…200ml

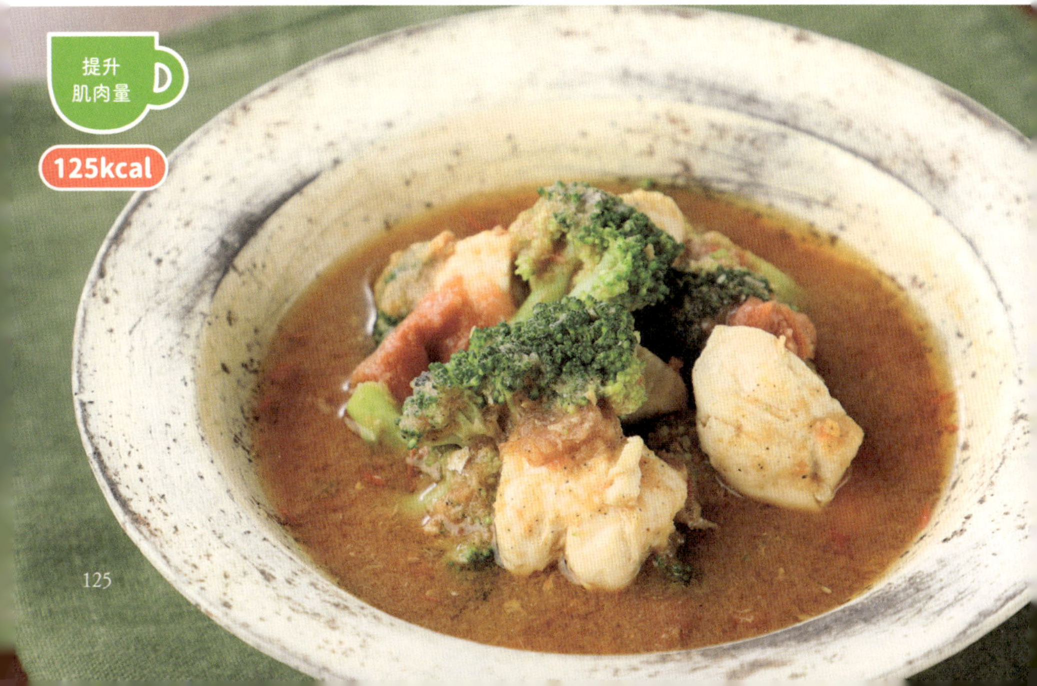

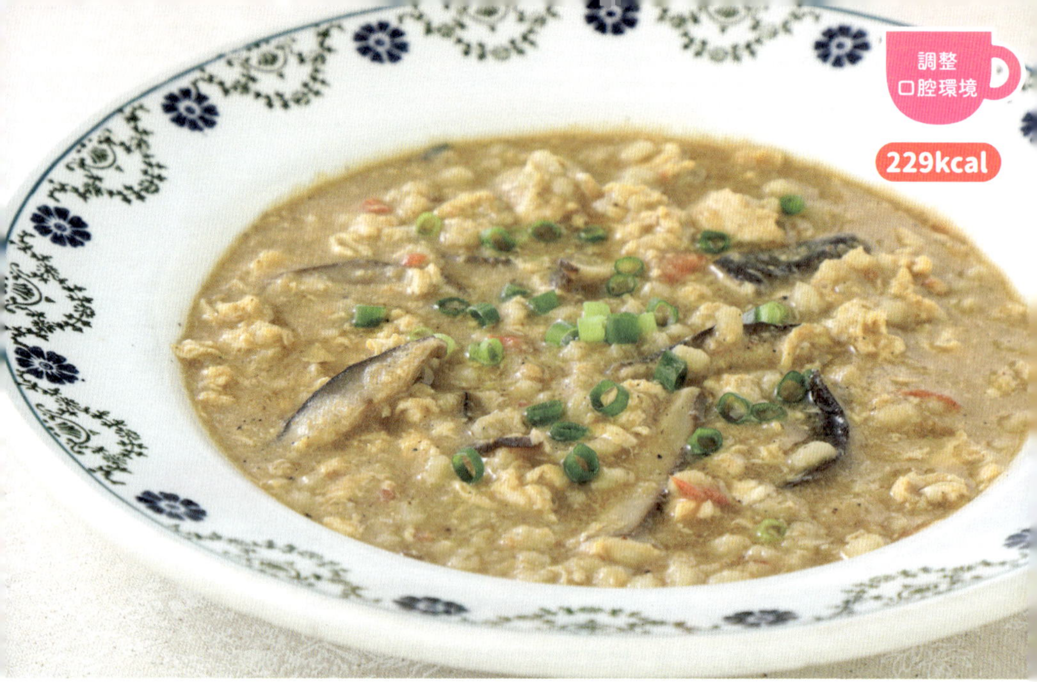

調整
口腔環境

229kcal

茶粥風味滿滿
雞蛋糯麥香菇湯

重點在於使用綠茶所含的兒茶素，兒茶素具有強大的去除自由基、口腔殺菌效果。此外，富含β-葡聚醣的香菇、糯麥也有助於調整腸胃狀態、控制血糖。

［步驟］

1. 鍋中加入水、糯麥、乾香菇、綠茶茶包，煮至沸騰後，轉中小火燉煮約15分鐘。

2. 取出茶包，加入高湯塊與鹽，攪拌均勻後，緩緩倒入蛋液並關火。倒入容器，依喜好撒上蔥花。

食材（2人份）

糯麥…50g
乾香菇（切絲）…5g
綠茶茶包…2個
蛋…2顆
鹽…1/4小匙
血液清掃高湯塊
…2餐份
水…600ml
青蔥…依喜好

大塊洋蔥鮪魚湯

鮪魚是有助於製造肌肉的優質蛋白質寶庫，洋蔥富含能促進血液循環的硫化物，薑有溫暖身體的功效，這3股力量全都濃縮在這碗湯裡。喝了可以讓體溫升高，提升免疫力。

[步驟]

1. 洋蔥與鮪魚切成約1.5cm的塊狀。
2. 鍋裡加入洋蔥和水，煮至沸騰後蓋上鍋蓋，繼續煮到洋蔥呈透明狀。
3. 加入鮪魚和薑泥，煮約1分鐘，加入高湯塊，煮至沸騰後關火即完成。依喜好撒上蔥花。

食材（2人份）

洋蔥…1/2 顆（100g）
鮪魚…100g
薑泥…1/2 節
血液清掃高湯塊…2 餐份
水…300ml
青蔥…依喜好

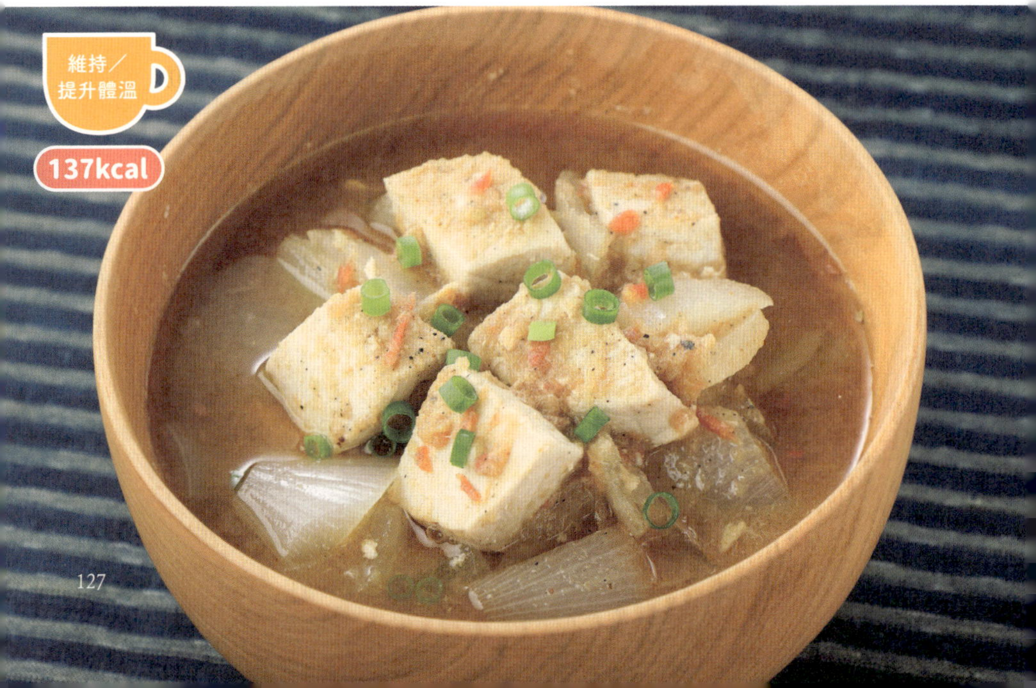

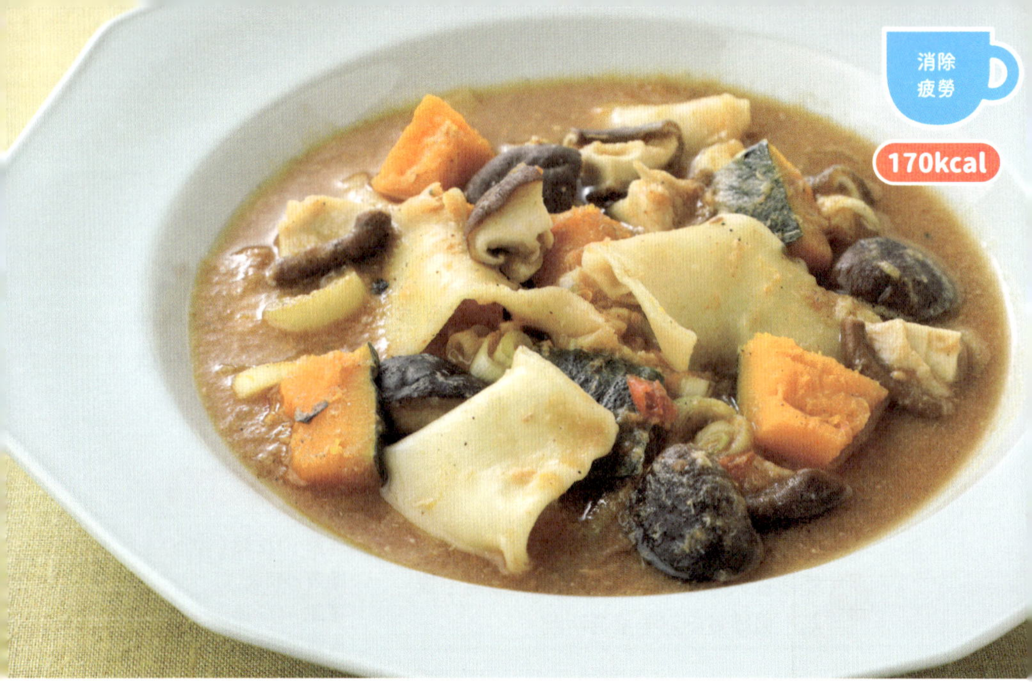

南瓜餺飥風味湯

南瓜含有β-胡蘿蔔素、維生素A、C、E等抗氧化維生素，可以緩解疲勞。從大蔥和香菇中可以攝取到具有預防血栓效果的硫化物、β-葡聚醣。

[步驟]

1. 南瓜切成約2cm的塊狀。香菇去掉蒂頭後切成銀杏狀。大蔥切成1cm的小段。餛飩皮單面沾水後對折並捏緊。
2. 鍋裡加入水、南瓜、香菇、大蔥並蓋上鍋蓋，煮至沸騰後轉中小火燉煮約4～5分鐘，讓南瓜熟透。
3. 加入餛飩皮，燉煮約2分鐘，再加入高湯塊，煮至沸騰後關火即完成。

食材（2人份）

南瓜…100g
香菇…4朵
大蔥…1/3根
餛飩皮…10片
血液清掃高湯塊…2餐份
水…400ml

純豆腐風味湯

韭菜含有能夠消除疲勞的硫化物，蛤蜊含有能提升肝功能的牛磺酸，兩者結合可以改善疲勞感和乏力感。加入了大量的豆腐，所以也可以攝取到充足的蛋白質。

[步驟]

1. 板豆腐用手撕成比一口稍大一些的大小。蛤蜊洗淨。韭菜切成3cm長段。
2. 鍋裡加入水、板豆腐、蛤蜊、泡菜並蓋上鍋蓋，沸騰後再繼續煮約2分鐘。蛤蜊打開後，加入韭菜並拌進湯裡。
3. 加入高湯塊，煮至沸騰後關火即完成。

食材（2 人份）

板豆腐…150g
蛤蜊（帶殼）…100g
韭菜…30g
泡菜…100g
血液清掃高湯塊
…1 餐份
水…200ml

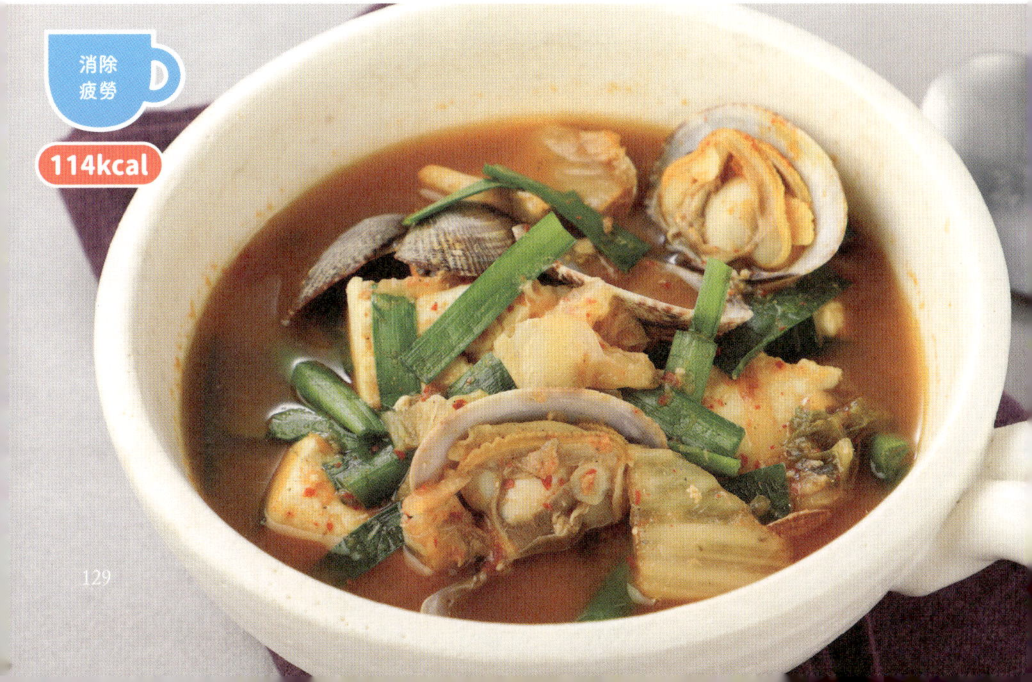

消除
疲勞

114kcal

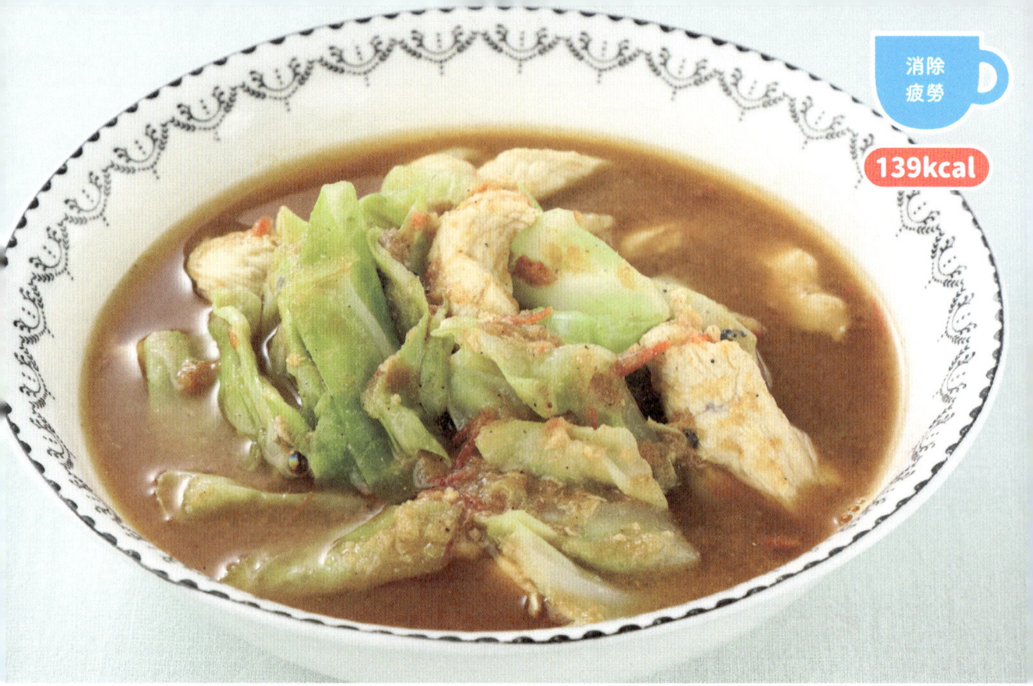

雞胸高麗菜湯

雞胸肉含有能夠去除自由基、促進疲勞消除的咪唑二肽。此外，高麗菜切大塊可以提高口腔清掃的效果，調整口腔環境。

[步驟]

1. 雞胸肉沿著纖維斜切成塊狀。高麗菜切成4cm塊狀。
2. 鍋裡加入水、高麗菜並蓋上鍋蓋，以中火煮至沸騰後加入雞胸肉，把整體稍微拌勻後繼續煮至雞胸肉熟透。
3. 加入高湯塊，煮至沸騰後關火即完成。

食材（2人份）

雞胸肉…100g
高麗菜…100g
血液清掃高湯塊…2餐份
水…200ml

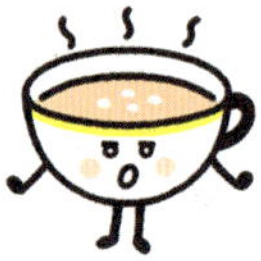

鮮蝦芹菜亞洲風味湯

蝦子富含具有提升睡眠品質效果的甘胺酸。同時，還可以攝取到能提升負責清掃血液的肝臟功能的牛磺酸，是一碗非常有益健康的湯。

[步驟]

1. 去除芹菜的纖維，斜切成5mm小段。
2. 鍋裡加入水、芹菜，煮至沸騰後，加入蝦仁，繼續燉煮約2分鐘。
3. 加入魚露、高湯塊，煮至沸騰後關火即完成。可依喜好擺上紫洋蔥絲。

食材（2人份）

蝦仁…100g
芹菜（可以連葉子一起）…100g
魚露…1小匙
血液清掃高湯塊…1餐份
水…200ml
紫洋蔥…依喜好

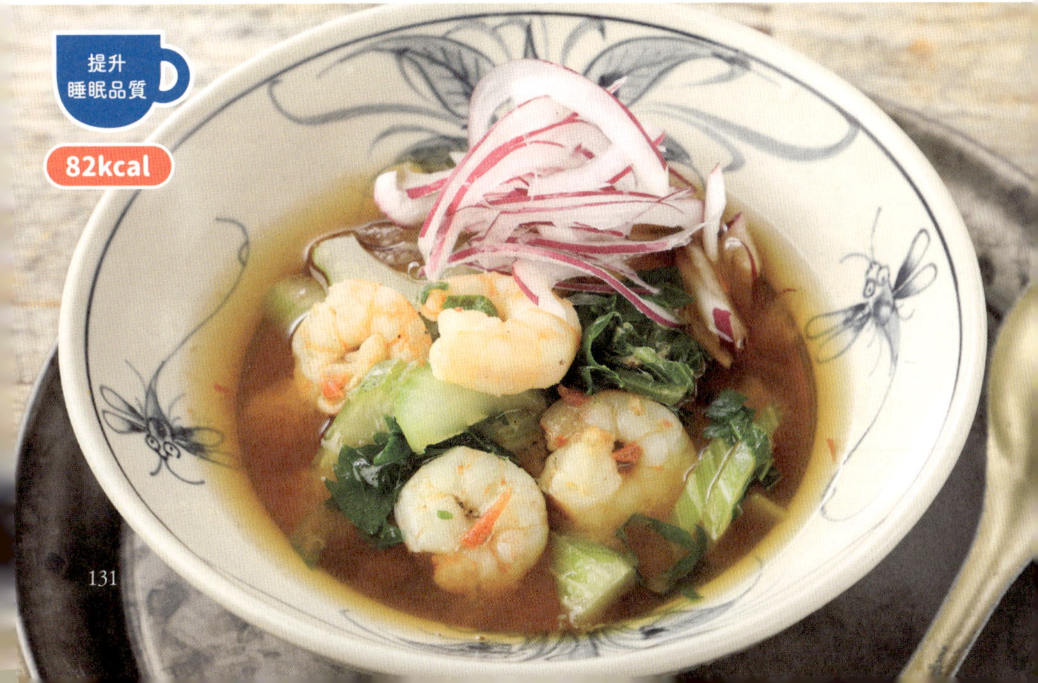

提升睡眠品質

82kcal

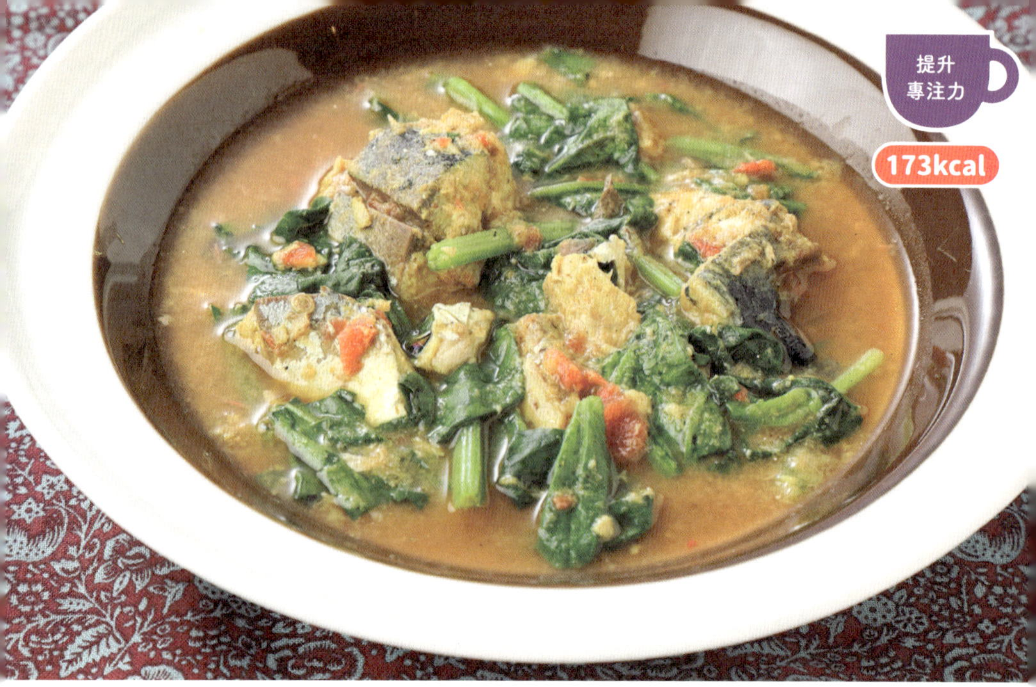

提升
專注力

173kcal

鯖魚菠菜咖哩湯

鯖魚的脂肪所含的EPA／DHA會提高腦部的血流量，讓頭腦清醒。可以一次攝取到咖哩粉中的薑黃和菠菜等能夠有效去除自由基的食材也是一大關鍵。

[步驟]

1. 菠菜切成4cm的小段。
2. 鍋裡加入水、鯖魚罐頭、鯖魚罐頭的湯汁、菠菜並蓋上鍋蓋，沸騰後繼續煮至菠菜變軟，此時再加入咖哩粉，繼續燉煮1分鐘。
3. 加入高湯塊，煮至沸騰後關火即完成。

食材（2人份）

鯖魚罐頭…100g
鯖魚罐頭的湯汁…1 大匙
菠菜…50g
咖哩粉…1 小匙
血液清掃高湯塊…2 餐份
水…200ml

鴨兒芹海帶芽冬粉湯

冬粉雖然是碳水化合物，但不會讓血糖急速上升，再搭配可以抑制血糖上升的海帶芽，完成一碗份量十足且令人滿足的湯。也很推薦有血糖問題的人把這碗湯當成主食享用。

[步驟]

1. 去掉鴨兒芹的根部，對半切。
2. 鍋裡加入水，煮至沸騰後加入冬粉、海帶芽、鴨兒芹，燉煮約1分鐘，接著加入高湯塊，煮至沸騰後關火即完成。

食材（2人份）

鴨兒芹…1/2 袋
乾燥海帶芽…1 大匙
冬粉…10g
血液清掃高湯塊
…2 餐份
水…300ml

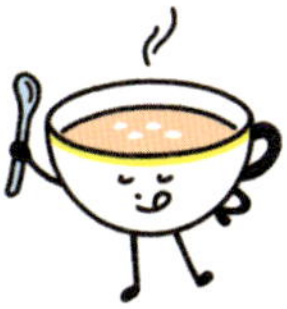

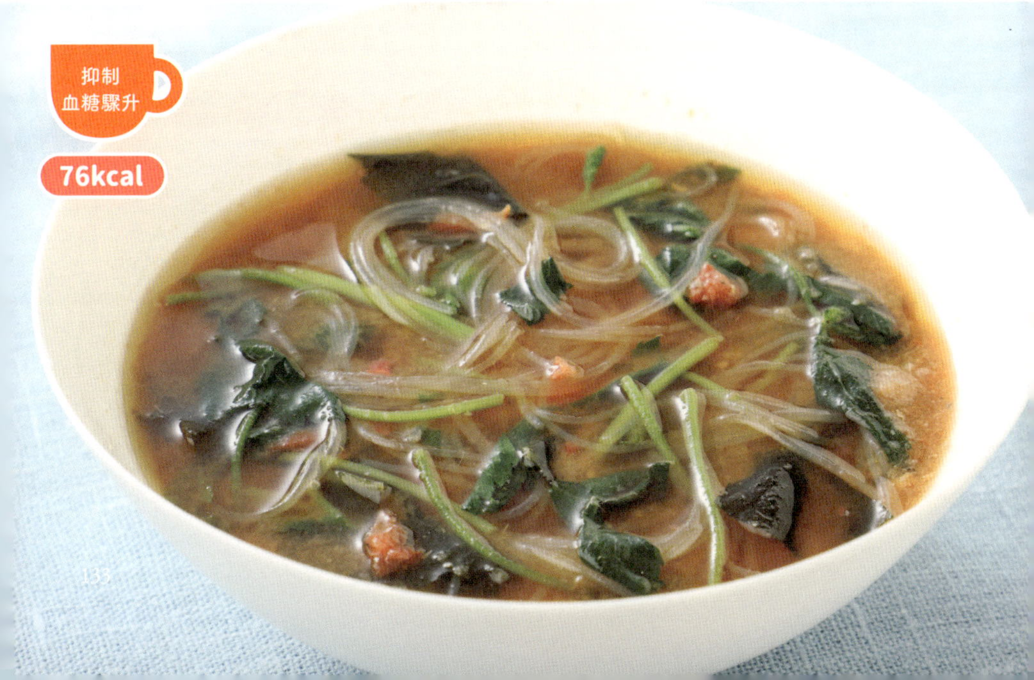

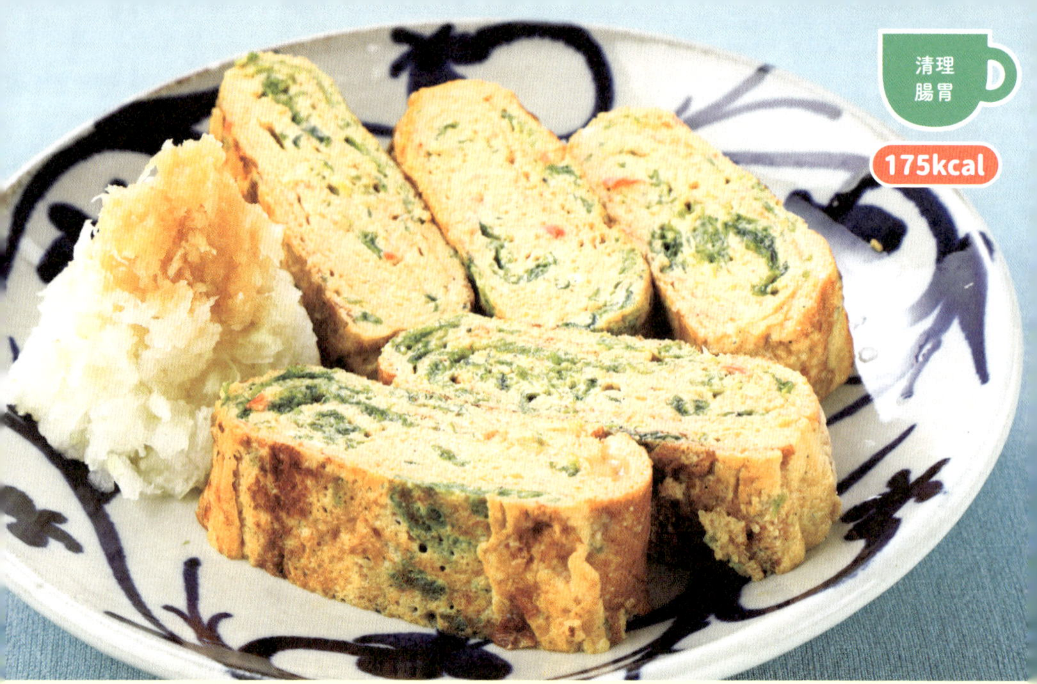

清理
腸胃

175kcal

紫菜煎蛋捲

栗原大力推薦的「雞蛋」食譜

石蓴是一種海藻，只吃一點就可以攝取到大量的食物纖維。此外，也富含能夠促進過量鹽分排出的鉀，很推薦血壓高的人吃。這是一道推薦大家天天吃的小菜。

[步驟]

1 把高湯塊放進微波爐加熱約40秒，使之融化。

2 把蛋打散，加入水、石蓴（無須泡水還原）、味醂、鹽、1 的高湯塊，攪拌均勻。

3 在玉子燒鍋裡倒入油並加熱（未包含在食材分量中），分3次倒入蛋液並捲成蛋捲。如果有白蘿蔔泥的話，推薦配著一起享用。

食材（2人份）

蛋…3 顆
石蓴（乾燥）…2g
味醂…1 大匙
鹽…少許
血液清掃高湯塊
…1 餐份
水…3 大匙
白蘿蔔泥…依喜好

牡蠣番茄炒蛋

牡蠣富含能促進人體吸收蛋的維生素A的鋅，以及能強化肝功能的牛磺酸。再加上含有能保護血管的番茄皂苷A的番茄，結合三者之力，能夠提高消除疲勞、清掃血液的效果。

[步驟]

1. 把蛋打散。番茄切成半月狀。牡蠣解凍。高湯塊用微波爐加熱40秒解凍。
2. 在平底鍋中倒入一半分量的麻油並加熱，倒入蛋液，把蛋炒成與牡蠣差不多大的蛋塊後，推到平底鍋的邊緣。
3. 在空出來的地方倒入剩下的麻油，加入牡蠣與番茄拌炒，牡蠣熟了之後將蛋拌進來，加入高湯塊一起拌炒，最後用胡椒鹽調味。盛到容器中，若有蔥花的話可以灑一些。

食材（2人份）

蛋…3顆
番茄（建議挑比較硬的）…1顆
冷凍牡蠣…150g
鹽、胡椒…適量
麻油…1大匙
血液清掃高湯塊…1餐份
青蔥…依喜好

消除疲勞

262kcal

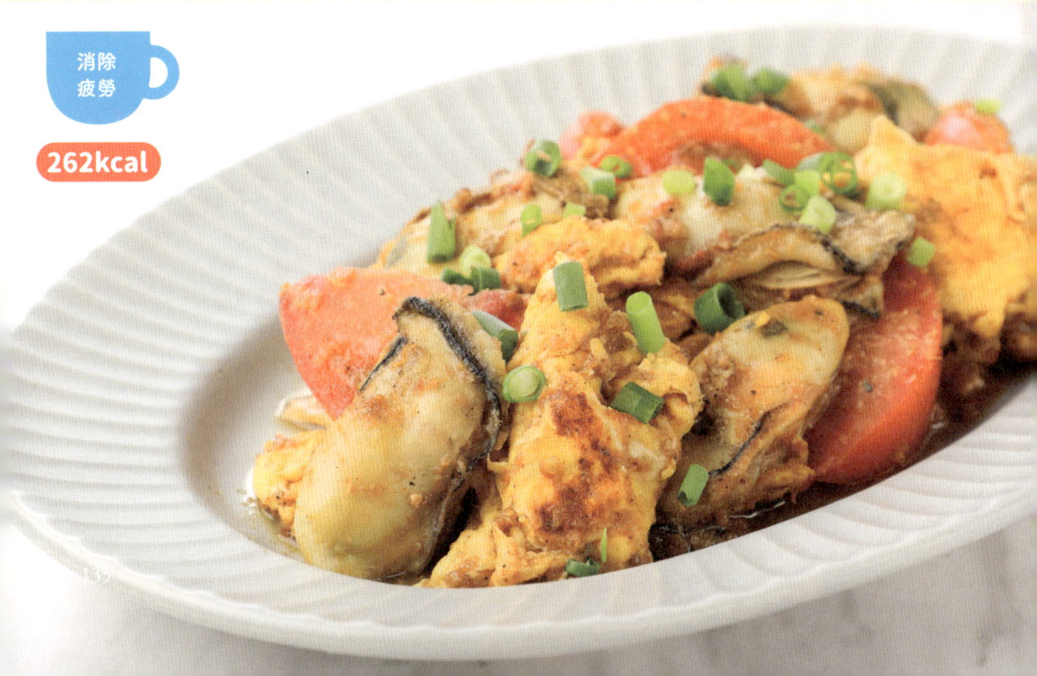

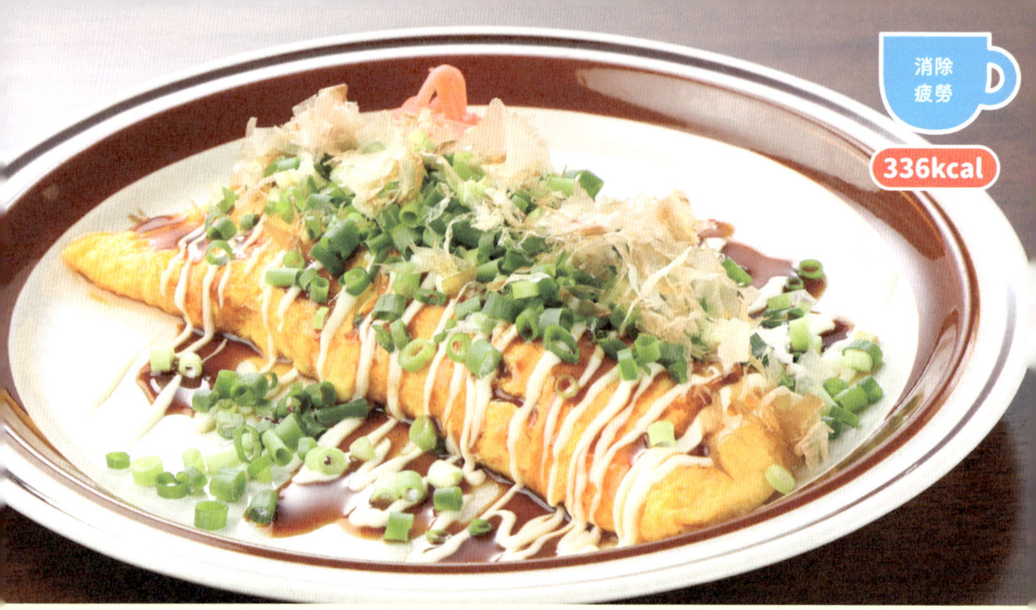

消除
疲勞

336kcal

滿滿蔥花豚平燒風味煎蛋

蛋與豬肉富含能有效消除疲勞的維生素B1，也含有大量製造肌肉不可或缺的蛋白質。此外，大量使用含有硫化物的大蔥，可以提高改善血液循環的效果。

［步驟］

1. 豬五花肉切成最長3cm的長度。大蔥斜切，青蔥切末。高湯塊用微波爐加熱40秒。
2. 將豬五花肉鋪在燒熱的平底鍋上，變色之後加入大蔥一起拌炒，待大蔥變軟後，加入高湯塊拌勻，接著先取出。
3. 在空的平底鍋倒入油並加熱，倒入蛋液，將整體大致拌勻，蛋呈半熟狀態時，將 2 的食材放在蛋的半邊，另一邊則對折蓋上來。用滑動的方式將煎蛋移到容器中，淋上醬汁、美乃滋，並撒上蔥花、柴魚片。最後依喜好擺上紅薑。

食材（2人份）

蛋…3 顆
豬五花肉…50g
大蔥…1/2 根（50g）
青蔥…20g
醬汁、美乃滋、柴魚片…適量
油…適量
血液清掃高湯塊…1 餐份
紅薑…依喜好

第 6 章

清掃血液

還可以多做些什麼

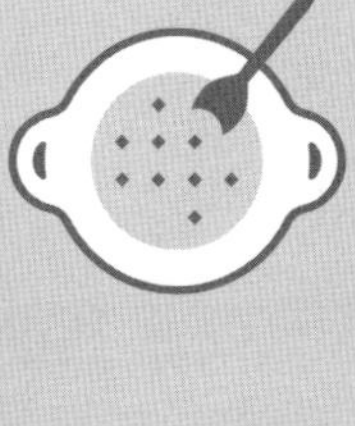

好好打造血液的通道

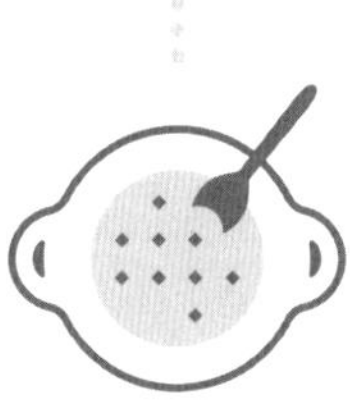

到目前爲止我們都把焦點放在血液，不過在血液清掃這件事情上，還有一個東西不能忘記，那就是血管。

血管會隨著年齡增長而逐漸變硬、變窄、變脆弱。如果對血管施加強大的壓力，最壞的情況就是導致血管破裂，血液流出。要是運氣不好，血管破裂的地方位於腦部或心臟等攸關性命的重要部位，可能會演變成非常嚴重的事態。

也就是說，即便血液狀態再怎麼清澈，只要血管老化，變得容易破損或變得狹窄，血液的流動會就受阻，難以順暢地循環全身。

那麼，要怎麼做才能預防血管老化，確保血液的通道暢通呢？

關鍵就在「一氧化氮（NO）」。一氧化氮具有擴張血管、調整血流的作用，歐美國家也用它來治療以心臟病爲首的心血管疾病。

就算血液汙濁、難以流動，只要將血管擴張，依然可以保證最低限度的血液循環，這也是它的優點之一。

不過，這只不過是暫時的。再怎麼擴張血管，若將汙濁的血液放著不管，總有一天血管還是會劣化，再也沒辦法隨心所欲地擴張。不要以爲有一氧化氮就可以放心，還是必須同時進行血液清掃。

有幾個方法可以讓血液中產生一氧化氮，其中一個就是透過按摩刺激脖頸周邊、手腕、手臂周邊的粗大血管。做法很簡單，只要用扭轉的感覺，從手腕到腋下按摩手臂即可。

另一個方法是，攝取營養均衡的食物。特別推薦富含精胺酸的肉類、魚類、黃豆製品，因爲精胺酸是製造一氧化氮的材料。

此外，瓜胺酸也很重要。瓜胺酸是西瓜和哈密瓜所含的成分，而含有瓜胺酸的食物並不多，所以也可以利用保健食品攝取。

接下來再介紹幾個產生一氧化氮的方法。

①花時間慢慢泡個水溫不要太燙的澡

泡澡是一種能有效產生一氧化氮的方法。

除此之外，泡澡還有「溫暖身體，促進血液循環」、「放鬆身心，調整自律神經」、「使人更容易入睡，提升睡眠品質」等功效，是保持血液清澈不可或缺的一環。

不過，只泡一下子的話成效不彰。要讓一氧化氮產生、獲得血液清掃效果，就要遵守以下事項。

○泡十五分鐘以上。

○泡澡的水溫不要太燙，大約38度即可。

○放入藥用中性碳酸氫根離子泡澡錠。

泡澡時會因流汗而進入脫水狀態，血液的黏性會暫時增加，有發生血栓的危險。因此，泡澡前後都要喝一杯（150ml）左右的水。

中性碳酸氫根離子泡澡錠可以在藥妝店等處輕易購得。

②握毛巾（握毛巾法）

要促進一氧化氮產生並改善高血壓，還有一個更簡單的方法。具體來說就是握

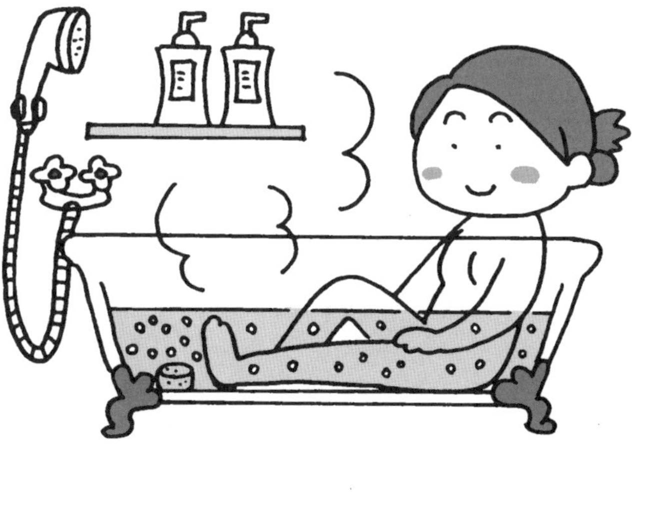

握毛巾法

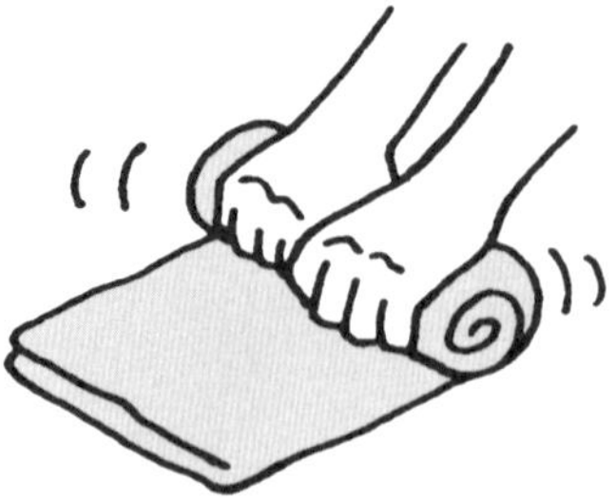

①將毛巾對折 2 次之後
捲成直筒狀。

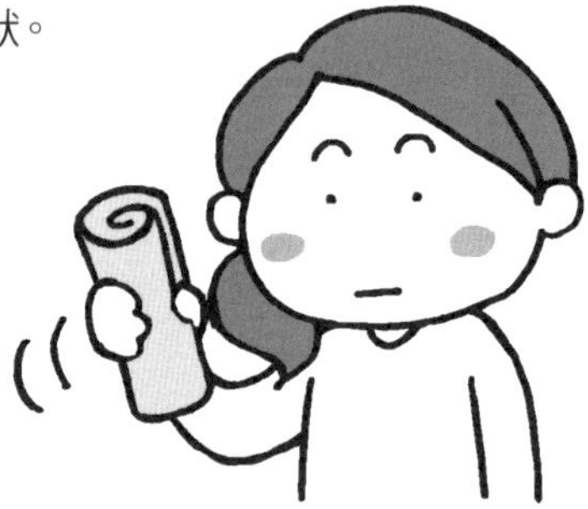

②把毛巾捲成握住後大拇指碰不到其
他手指的粗度。用 3 成的力道握住，
維持 2 分鐘。

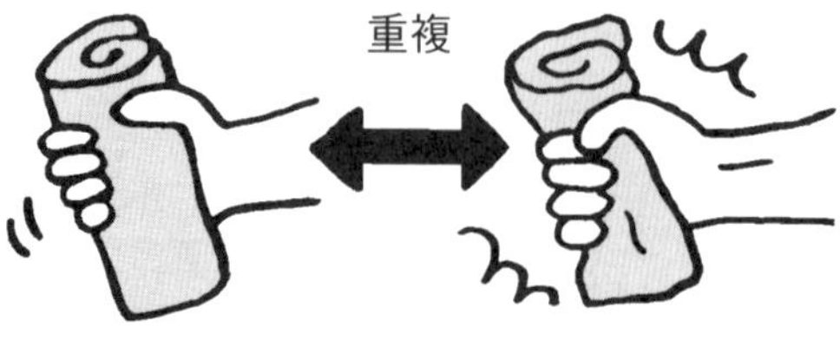

③ 2 分鐘後放鬆力道，休息 1 分鐘。持續做
2 組。接著另外一隻手也做 2 組。

緊毛巾再放鬆力道，就只是這樣而已。

握毛巾的動作會讓血管暫時收縮，而放鬆力道時血管會擴張。當血管放鬆時，會產生一氧化氮，促進血液循環。

肝功能低下會助長血液汙濁

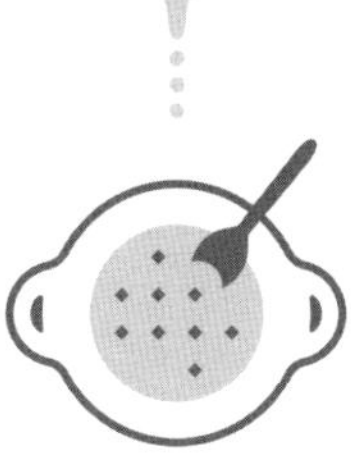

臨時問大家一個問題，大家知道肝臟是什麼顏色嗎？答案是「紅色」。因爲肝臟就像是血管的集合體，所以提到血液，就不能不提肝臟。

肝臟是負責清掃整個身體的器官。酒精或食物中所含的物質，對身體有害的物質全都會被血液送到肝臟。而肝臟會將那些物質分解，去除毒性。因此，**若是肝功能低下，各種毒素就會殘留在血液中**。

肝功能低下的原因有百百種，不過最具代表性的就是脂肪肝。脂肪肝就是囤積了過多三酸甘油脂的肝臟。以數值來說，當肝臟內的三酸甘油酯約超過20%，就會被診斷爲脂肪肝。順帶一提，正常值是3%～5%。

脂肪肝的問題點在於，肥大化的三酸甘油酯會壓迫肝臟內的微血管，導致血流不順。而血流不順會使肝臟的解毒能力減弱，導致沒有完全去除的毒素繼續在血液中漂流。舉個例子，有一台空氣清淨機放在房間裡，但若是上面積了太多灰塵，它就難以發揮作用，造成房間裡滿是花粉和灰塵。脂肪肝就是這種狀況。

更棘手的是，當三酸甘油酯與自由基結合，就會產生P48說明過的脂質過氧化。要是過氧化的脂質增加，肝臟組織就會發炎，造成肝功能低下，繼續惡化下去有可能會演變成肝硬化或肝癌等嚴重的疾病。

◇造成肝功能低下的原因

- 酒精攝取過多（飲酒過量）
- 脂肪肝
- 營養不均衡
- 過勞
- 壓力

◆透過肝臟按摩，找回肝臟活力

肝臟按摩能夠有效活化肝功能。大家或許會想：「肝臟要怎麼按摩？按得到嗎？」不過無論是誰，都能簡單、輕鬆地進行肝臟按摩。接下來，我會按順序說明。

這個按摩法是由Athlete Gorilla針灸接骨院的高林孝光院長所開發，而我也確認了其醫學根據，因此可以期待它消除肝臟疲勞以及恢復肝功能的效果。

不過，若是三酸甘油酯過高，已經被主治醫師診斷出脂肪肝的人，進行按摩之前請先與主治醫師商量。

進行肝臟按摩的建議時間是睡前。

大家要遵守一天一次，每次間隔一天的規則。要是做太多，會讓肝臟疲勞，所以請不要一天做好幾次。

此外，按太用力也會造成肝臟疲勞。輕輕按效果就很足夠了，請各位溫柔地進行按摩。

1 分鐘肝臟按摩

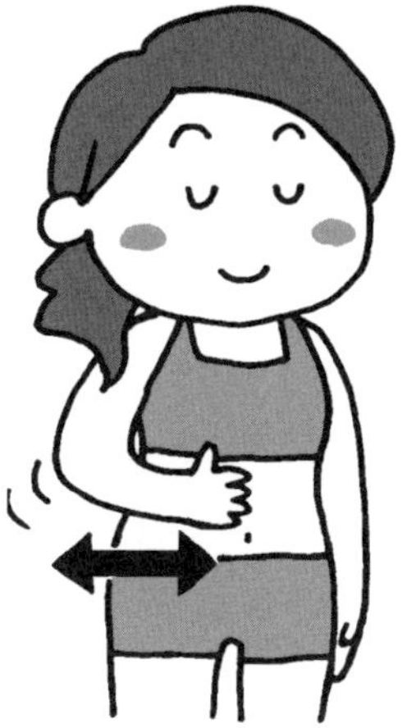

①手掌按在右側肋骨的邊緣（肝臟所在位置），以舒服的力道左右來回摩擦 20 秒。

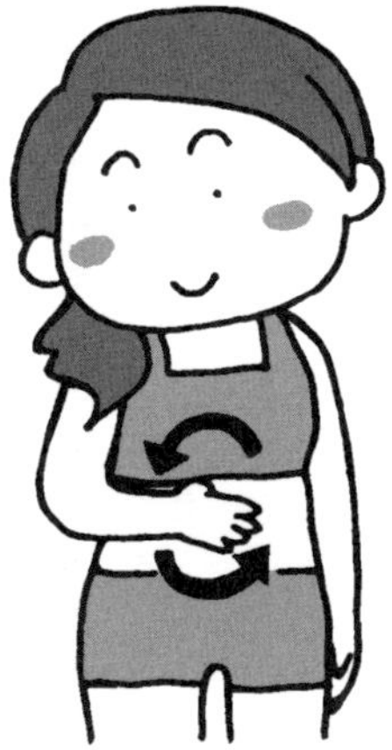

②用除了大拇指以外的 4 根手指在右側肋骨邊緣反時鐘方向畫圓，輕柔按摩 30 秒。

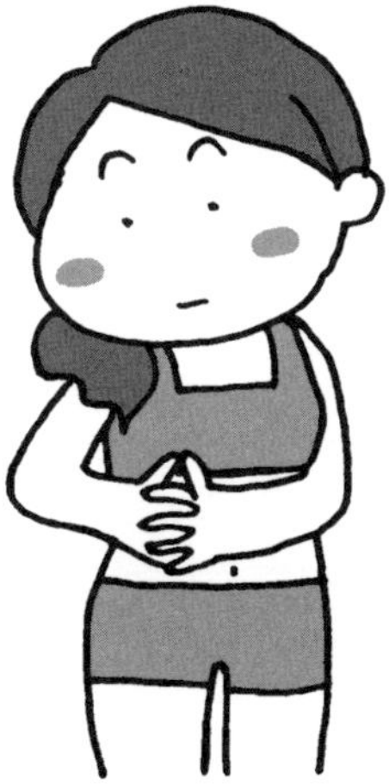

③雙手交握，像是用手包覆位於右側肋骨邊緣的肝臟一樣，輕柔地按壓 10 秒。

高品質的睡眠可以淨化血液

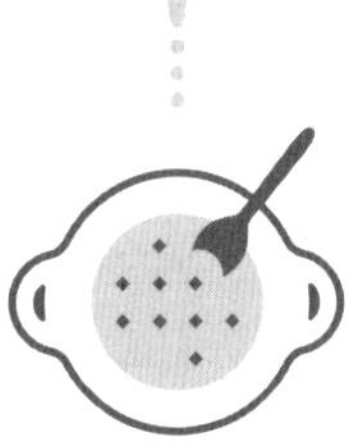

「因爲一點點噪音就醒過來」、「睡覺時會醒來好幾次」，各位有過這樣的經驗嗎？

要是這種淺眠狀態長期持續，不僅身心都無法獲得休息，老廢物質也會滯留在體內，使血液變得更加汙濁。

睡眠是讓身心休息、修復損傷的身體組織、排出體內老廢物質的時間。而這些都需要睡眠中分泌的成長激素才能進行。人進入深層睡眠時會分泌大量的成長激素，淺眠時分泌量會減少。

此外，腦部只有在睡眠時才能消除一整天累積的疲勞，如果睡眠時間不足，腦部就會感到疲勞，造成缺乏專注力、壓力累積、自律神經失調等不良影響。相反地，若有維持充足的睡眠，而且睡得很深，肝臟就能獲得休息，而肝功能維持在良好狀態，也能保有淨化血液的能力。

接下來要介紹六個促進血液淨化的睡眠法。

◆促進血液淨化的睡眠法

①就寢、起床時間保持固定

無論是平日還是假日，都要在同一個時間就寢，同一個時間起床。請不要在假日補眠。當生活節奏紊亂，自律神經就會失調，讓血液變得更加汙濁。

②七小時的睡眠時間

據說要讓身心獲得充分休息，必須要睡滿七小時。研究資料也顯示，睡滿七小時的人更長壽，超過七小時或少於七小時，壽命都會變短。

③留意照明

像螢光燈一般的強光會使神經興奮，讓人不容易入睡，也會降低睡眠品質。此外，睡前也要避免看電視、手機或電腦螢幕。因爲那些螢幕會散發藍光，而藍光具有使人興奮的作用。

④使用適合自己身體的寢具

枕頭的高度、床墊的硬度以及棉被的重量都會影響睡眠品質。挑選寢具不可以隨便，請在實體店面確認寢具適合自己後再購買。

⑤睡前不要攝取咖啡因

一整晚起來上廁所好幾次，代表你睡眠比較淺，而且睡眠節奏已經亂掉了。咖啡因有利尿作用，睡前請避免喝咖啡這類含咖啡因的飲料，或者會阻礙人進入深層睡眠的酒精。

⑥確認自己是否有睡眠呼吸中止症

有許多淺眠的人患有睡眠呼吸中止症。有被說過睡覺時打呼很大聲的人，或是白天也不時感到強烈睡意的人，請去睡眠門診等專門機構看一次醫生。

每天食用血液清掃食物「茶魚海納醋菇菜蔥」

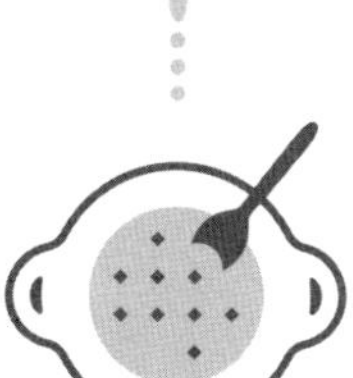

具有血液清掃效果的營養素有很多，**其中最受矚目的，就屬含有能提高血液汙染源糖分之代謝的營養素的食物、含有可以減少三酸甘油酯的營養素的食物，以及富含可以去除自由基的抗氧化物質的食物**。搭配「血液清掃湯」，在一日三餐中攝取這些食物，可以維持營養均衡，提高血液清掃的效果。

不過，就算說「這個要吃、那個要吃」，要全部記住並持續吃下去也很困難

吧。於是我建議患者**記住「茶魚海納醋菇菜蔥」（オサカナスキヤネ）這個口訣**。

◇在一日三餐中攝取「茶魚海納醋菇菜蔥」

オ＝茶

推薦喝綠茶。形成綠茶澀味的兒茶素具有去除自由基、降血糖的功效。除此之外，綠茶也有很強的抗菌效果，可以清掃作爲牙周病根源的口腔壞菌。**每日建議飲用量大約是7個小茶杯的量**。

另外，麥茶的原料——大麥在焙煎過程中會產生吡嗪，此成分能夠抑制血小板互相結合，改善「粗砂糖型粗糙血液」，因此也很推薦喝麥茶。

サ＝魚

魚所含的EPA（二十碳五烯酸）、DHA（二十二碳六烯酸）這類油脂，可以

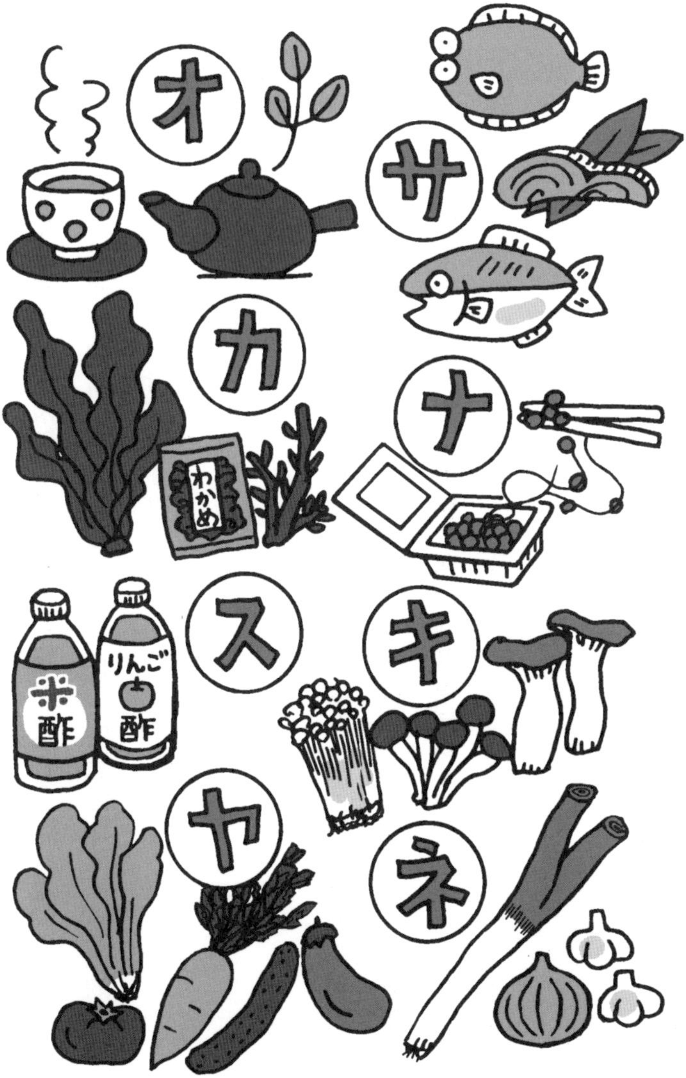

オ（O，茶）　カ（KA，海）　ス（SU，醋）　ヤ（YA，菜）
サ（SA，魚）　ナ（NA，納）　キ（KI，菇）　ネ（NE，蔥）

軟化紅血球的細胞膜、減少血液中多餘的糖、抑制血小板的黏性，改善「粗砂糖型粗糙血液」。**含量最豐富的魚種包括鯖魚、秋刀魚、沙丁魚、竹筴魚**。

不過，由於這種油脂容易氧化，而維生素C具有抗氧化作用，吃魚的時候可以將富含維生素C的柑橘類果汁擠在上面。

カ＝海藻

形成海藻的黏滑成分，同時也是一種食物纖維的海藻酸，會減緩糖的吸收速度，具有抑制血糖上升的效果，因此有望改善「漿糊型濕黏血液」。**尤其是以紅藻製成的寒天，裡面含有豐富的食物纖維，所以我非常推薦**。

不過，要避免吃蜜豆或羊羹，因爲會攝取到過量的糖。要吃寒天的話，建議吃不含糖的心太（譯註：將寒天切成細條狀，淋上醬汁享用的日本傳統消暑點心）。

ナ＝納豆

納豆含有的納豆激酶是非常珍貴的成分，只能從納豆中攝取到。納豆激酶具有溶解血栓（血液結塊）的效果。

不過，如果正在服用讓血液難以凝固、防止血栓形成的藥物華法林，則不能食用納豆。

ス＝醋

作爲酸味來源的檸檬酸具有軟化紅血球的細胞膜、降低血小板黏性、讓血液難以凝固的效果。**其中黑醋具有絕佳的血液清掃效果**，有些人喝黑醋後只過一、兩個小時，血流狀況就改善了。

キ＝蕈菇類

蕈菇類含有的β—葡聚醣具有降低血糖和三酸甘油酯、提升免疫力的效果。**在蕈菇類之中，香菇的β—葡聚醣含量最高**。此外，舞菇富含的多聚醣（X-fraction）具有增強胰島素功能、降血糖的效果，因此有助於改善「蜂蜜型黏稠血液」以及預防糖尿病。

ヤ＝蔬菜類

蔬菜含有豐富的維生素、礦物質、食物纖維，還是抗氧化物質的寶庫。請大家每一餐都要吃蔬菜，並盡量多吃各種不同的蔬菜。**尤其是番茄和花椰菜，這兩種蔬菜對血液清掃非常有效，建議各位常吃**。

ネ＝各種蔥類

除了大蔥、洋蔥以外，大蒜也包含在內。作爲刺激味道來源的大蒜素或吡嗪，具有抑制血小板結合、預防血栓的作用。此外，生的蔥類所含的硫化物也同樣具有預防血栓的作用。

另外，洋蔥具有降血糖的效果，大蒜也被認爲有軟化紅血球的效果。

鍛鍊腿部肌肉，促進血液淨化

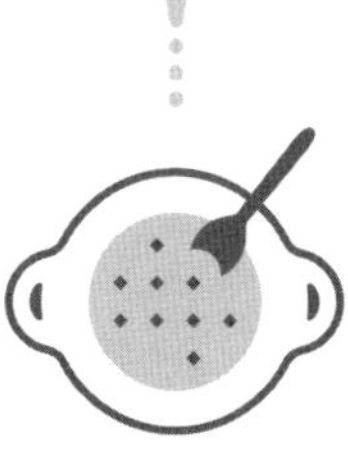

在P91曾經說明過，因運動不足導致肌肉量減少，會造成血液汙濁。一旦肌肉量減少，就會陷入覺得活動身體很麻煩⬇運動不足⬇肌肉量繼續減少的惡性循環。

腿部肌肉是活動身體的地基，其中大腿和小腿的肌肉最爲重要。尤其是**被稱作「第二心臟」的小腿**，小腿像幫浦一樣，肩負著將下半身血液送回心臟的任務。

因此，若是小腿肌力變弱，幫浦功能就會變弱，導致血液循環不順暢，血液狀態也會惡化。

接下來，要介紹兩個可以維持或增加腿部肌肉量的運動。每個人的目標不同，雖然這裡是說要早、中、晚各進行一組，一天共計三次，但各位在還未習慣這項運動之前，可以自行減少次數或從自己做得到的部分開始。

另外，身體狀況不好的時候，請不要勉強進行。

◆坐椅子深蹲

要增強下半身肌肉，深蹲是一種非常有效的運動。但是，深蹲屬於強度較高的運動，對高齡者或沒有運動習慣的人可能過於困難，因此我推薦「坐椅子深蹲」。由於是坐在椅子上進行，所以無論是誰都可以輕鬆辦到，而且還可以獲得與深蹲同樣的效果。除此之外，還能順便促使一氧化氮產生，是個一石二鳥的運動。

坐椅子深蹲

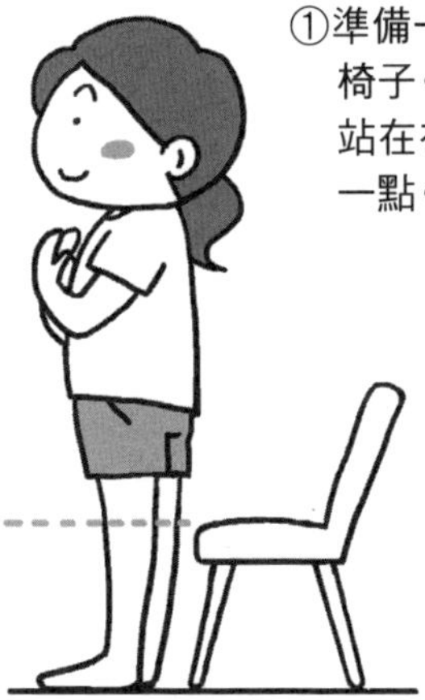

①準備一張椅面低於膝蓋，沒有輪子且穩定的椅子。
站在在椅子前，雙腳打開，比肩膀寬度再寬一點。挺直背脊，雙手抱胸。

②用屁股往後頂的感覺，慢慢地往下。
此時要留意膝蓋不可超出腳尖。
當屁股來到接近椅面的位置時，維持姿勢不動 10 秒。

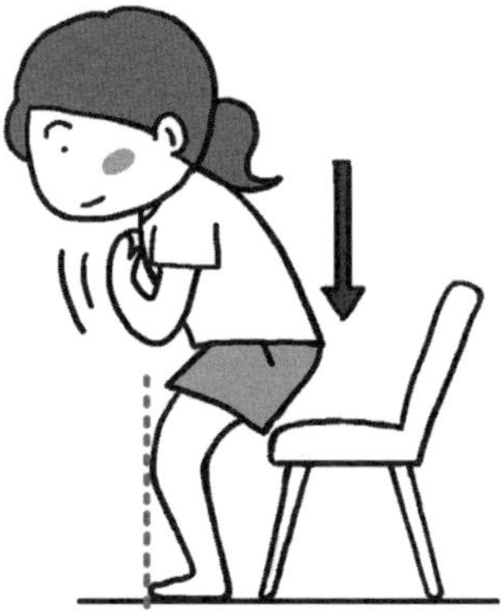

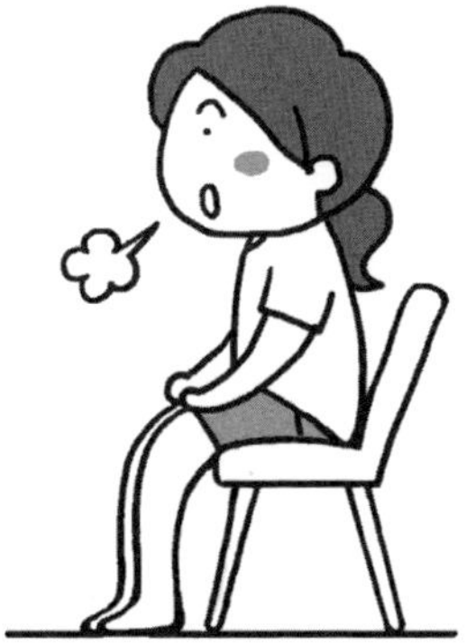

③ 10 秒後，坐上椅子。
放鬆腿部力道，休息約 10 秒，再回到①的姿勢。將①～③重複做 5 遍，就完成 1 組了。

如果覺得太困難，也可以在正面多放一張椅子，扶著椅背進行。

◆踮腳尖運動

這是鍛鍊被稱爲第二心臟的小腿肌肉，改善幫浦功能，讓血液循環變順暢的運動。腳跟落地時帶給腳底的衝擊，會促進一氧化氮產生。請一天做三組。

踮腳尖運動

①雙腳打開與肩同寬，挺直背脊。雙手扶著椅背。

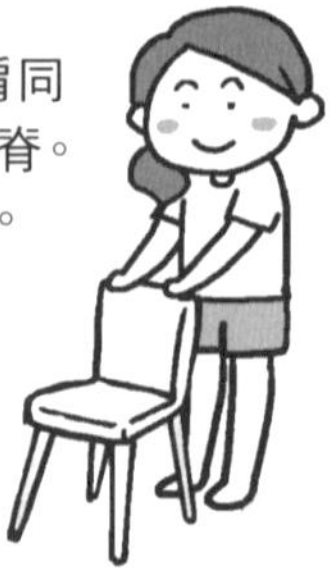

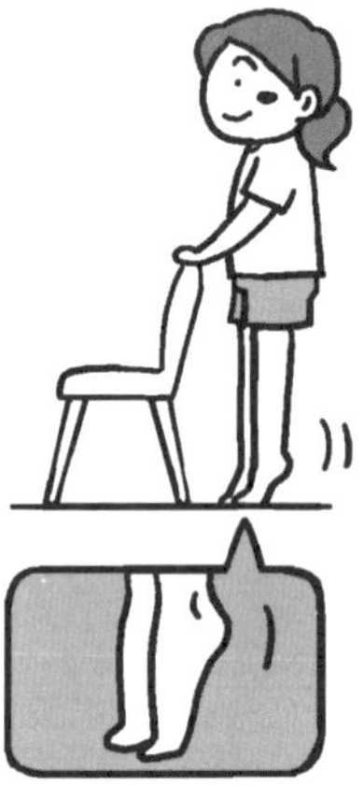

②慢慢踮起腳尖，踮高到極限後維持姿勢10秒。

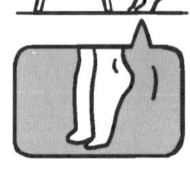

③10秒後放下腳跟。

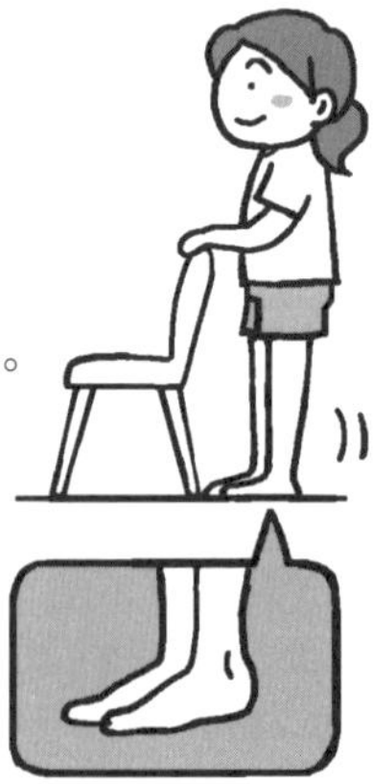

將①～③重複做3遍，就完成1組了。

健走是清掃血液的捷徑

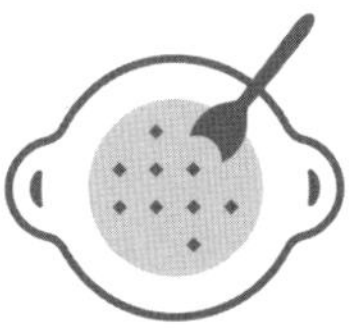

走路（健走）的血液清掃效果非常好，因此我建議大家將健走納入自己的日常生活中。

健走屬於有氧運動的範疇，是消耗血液糖分的代表性運動。

此外，研究也發現，走路會讓腳底的微血管受到刺激，增加一氧化氮的產生量。

被要求「去走路」，各位可能會覺得是苦差事一件，但其實只要以不勉強自己的速度走路，就能獲得充分的效果。

一開始只要走5分鐘就好。逐漸習慣走路之後，再慢慢拉長時間即可。總而言之，就是不要勉強自己，養成走路的習慣。養成習慣後，走路這件事就會令人感到愉悅。當你產生這種感覺時，血液應該已經變得相當清澈了。

提高清掃效果的走路方式

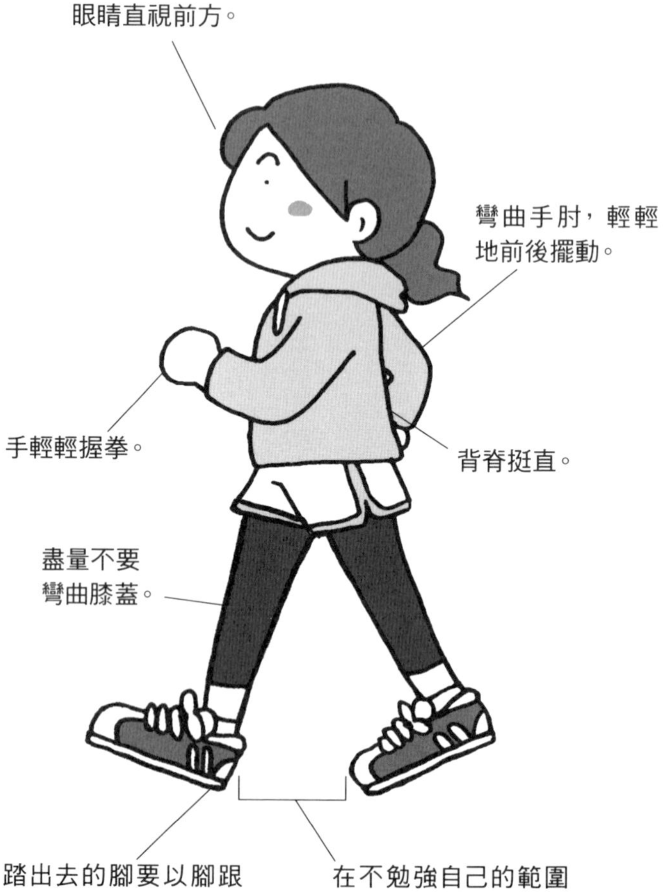

眼睛直視前方。
彎曲手肘，輕輕
地前後擺動。
手輕輕握拳。
背脊挺直。
盡量不要
彎曲膝蓋。
踏出去的腳要以腳跟
著地。
在不勉強自己的範圍
內盡量跨大步伐。

阻止牙周病惡化，避免血液遭受汙染

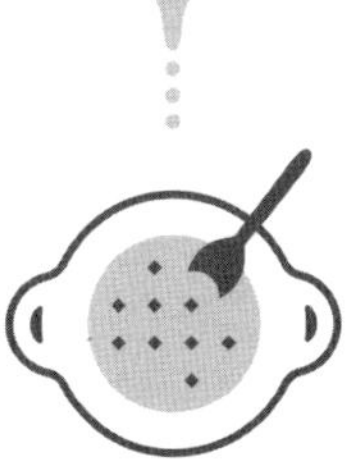

P43已經說明過引起牙周病的牙周病菌有多可怕，但牙周病菌非常麻煩，光靠刷牙無法去除牙周病菌也是事實。

牙周病的溫床是附著在舌頭表面突起溝槽處的舌苔，以及堆積於牙齒間縫隙「牙周囊袋」的牙菌斑（牙垢）。因此，必須要用正確的方式刷牙，以及清理舌苔。

不過，光憑這些方法還是很難去除牙菌斑。實際上，據說不管刷牙刷得多仔細，也只能去除六成左右的牙菌斑。因此，我建議已經出現牙周病症狀的人請每個月去洗牙並檢查牙齦狀態，接受牙科健檢，而沒有症狀的人也要二至三個月去一次。

順帶一提，高麗菜、芹菜、胡蘿蔔等富含食物纖維、具有一定硬度的蔬菜，稱爲「直接清掃性食品」。在用餐的最後吃直接清掃性食品，可以去除附著在牙齒表面的汙垢。

接下來，我會列出幾個希望大家注意的口腔保健重點。

①選購可以仔細清除牙垢的小刷頭牙刷

睡前、起床後、餐後一定要刷牙。

選用小刷頭牙刷，可以避免因爲刷不到後排牙齒而藏汙納垢。不要用山型刷毛的款式，建議選擇平面刷毛。刷毛硬度建議選普通的，但是牙齦容易出血的人也可以選用軟毛。握柄則建議挑選直線型的。

此外，請一個月替換一次牙刷。

搭配牙線或牙間刷一同使用，去除牙垢的效果會更好。

②用握筆的方式握牙刷

牙刷要用握筆的方式握。如此一來，就不用擔心用力過度傷害到牙齦，也能小幅度地移動牙刷，所以可以仔細地去除牙垢。

③刷牙時間以5分鐘爲基準

從牙齒的正反面、咬合面到後排牙齒，要注意自己是否有地方漏刷。

此外，刷得太用力的話會傷到牙齦，所以要以溫

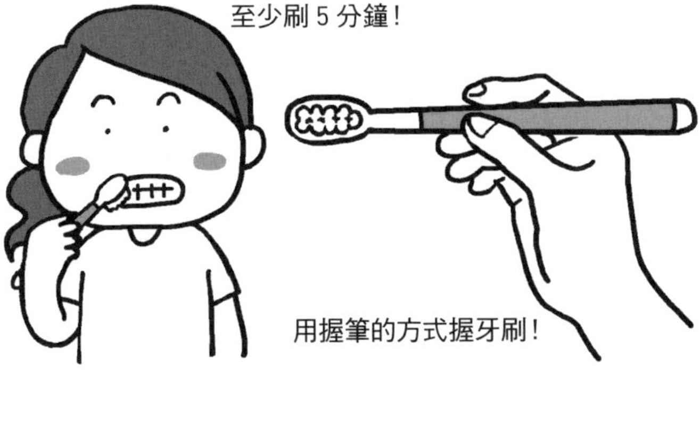

柔按摩牙齦的力道，至少花五分鐘仔細刷牙。

④能有效預防牙周病的「貝氏刷牙法」

刷毛與牙齒呈45度角，每一處小幅度來回刷動20～30次，不要太用力。

⑤由裡而外清掃舌苔

舌頭表面非常纖細敏感，不可以用力刷。要是舌頭受傷，口腔壞菌就有可能會從傷口入侵血液。因此請不要用牙刷，要用專用的舌苔刷（舌苔清潔器）清潔。舌苔刷可以在各大藥妝店買到。

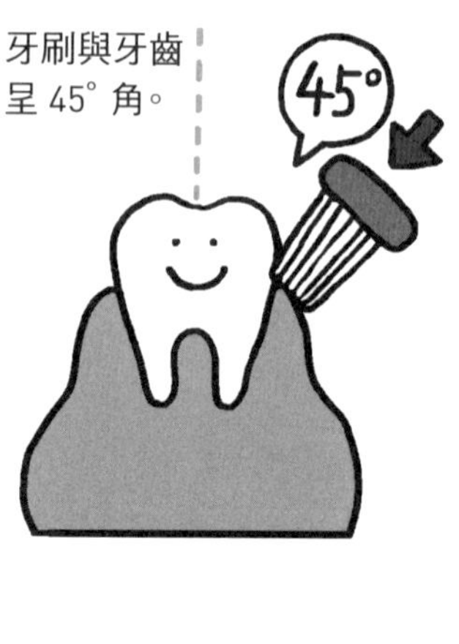

刷舌苔的方法

①用水沾濕舌苔刷。吐出舌頭，將舌苔刷置於舌頭中間稍微靠裡面的位置。

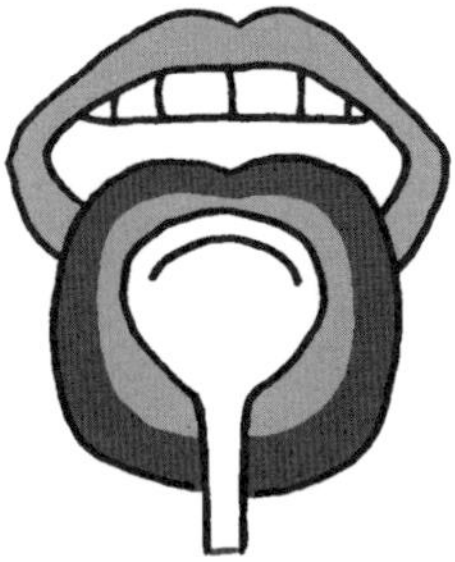

②用舌苔刷溫柔地將舌苔往外掃出。處理完中間後，用同樣的方式處理左右側。
中間 10 遍、右側 10 遍、左側 10 遍，總共要刷 30 遍左右。

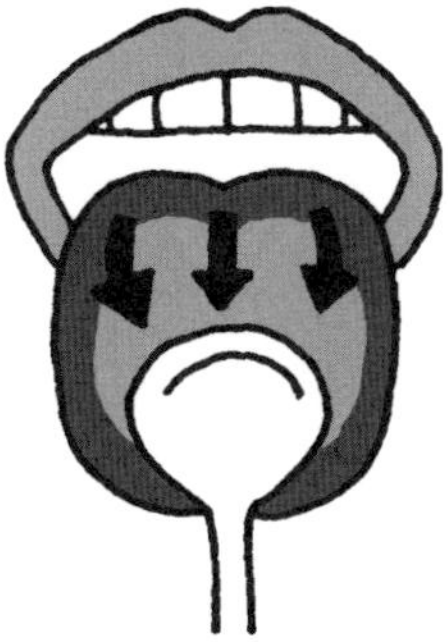

③舌苔刷只能從內側向舌尖移動。來回移動會造成舌頭受傷，請多加留意。

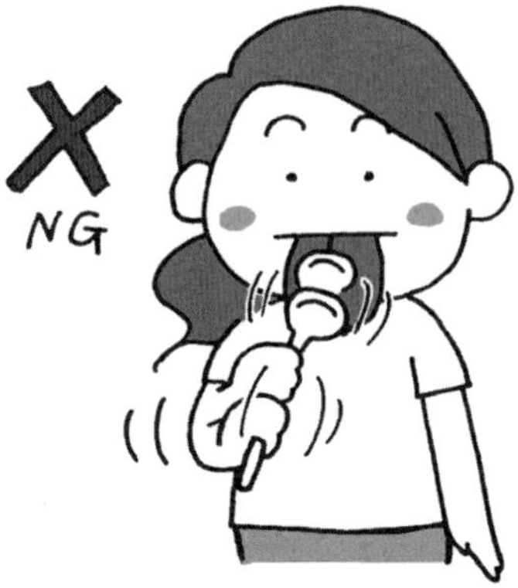

促進唾液分泌對血液大有益處

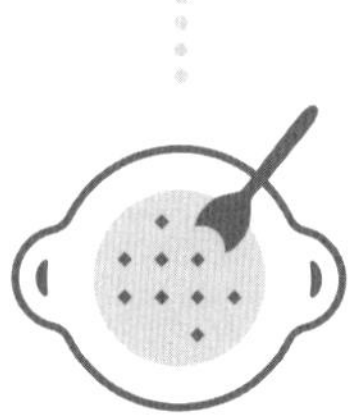

唾液被稱爲「天然的萬能藥」，不僅可以抑制血液汙染源之一的牙周病菌等口腔壞菌繁殖，還可以防止外部細菌入侵。此外，唾液中含有的消化酵素——澱粉酶也肩負著分解糖類等維持身體健康的重要任務。因此，據說唾液量較少的人容易生病。

問題是，唾液的分泌量會隨著年齡增長而逐漸減少。而按摩唾液腺，促進唾液分泌可以有效解決這個問題。

此外，藉由咀嚼食物來刺激唾液腺，也可以增加唾液的分泌量。這種唾液稱爲「清透唾液」。養成吃東西時仔細咀嚼的習慣，促進清透唾液分泌吧。

透過唾液腺按摩，促進唾液分泌！

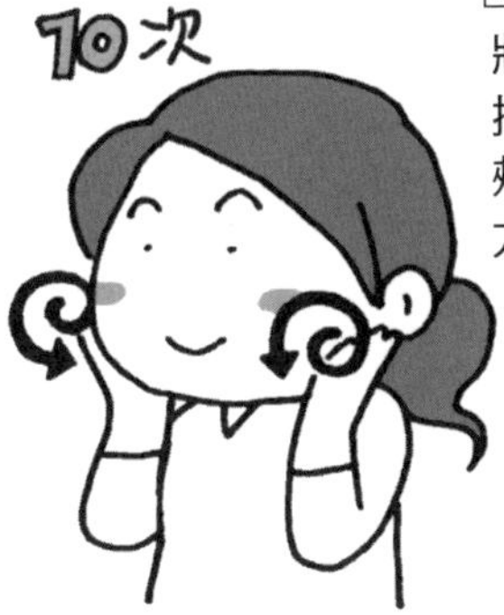

腮腺按摩

將除了大拇指以外的四指併攏，貼在上排牙齒外側的臉頰上。保持這個狀態，向前方畫圓 10 遍。

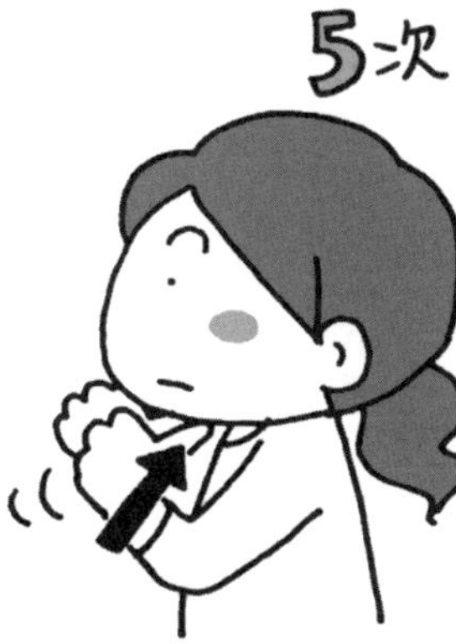

舌下腺按摩

雙手大拇指貼在下巴下方(舌根正下方)，用力往上頂。重複 5 遍。

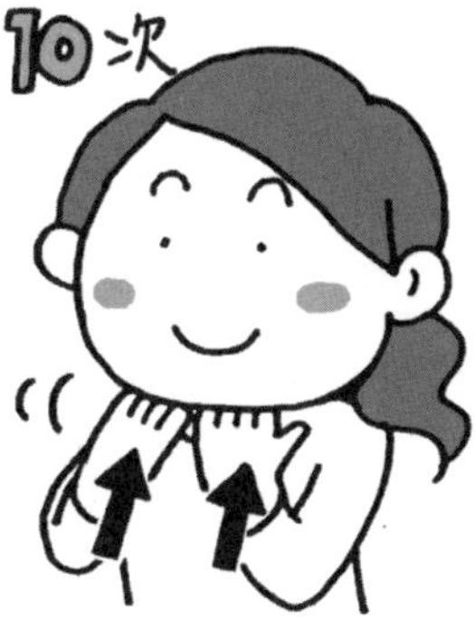

頷下腺按摩

將除了大拇指以外的四指併攏，貼在下頷骨內側的柔軟部分，指尖輕輕往上頂。
重複 10 遍。

後記

血液變汙濁會對身體造成什麼影響，現在各位清楚了嗎？本書介紹了許多改變生活習慣、進行血液清掃的方法，各位覺得自己做得到嗎？我想讀到這裡的各位肯定是沒問題的。

雖然有很多希望各位嘗試的事情，但請先從「每天喝一碗湯」開始吧。

「我明明已經很注重健康，但總覺得沒什麼精神。」

「說起來，皮膚好像變得比較暗沉。」

「肚子愈來愈凸了。」

不少患者都向我傾訴了這些煩惱（各位應該可以想像到，血液循環不順也會對美容方面造成負面影響吧）。

就算只有一點點也好，希望可以更健康、快樂地度過每一天。

應該沒有人不這麼想吧。

我想要幫助這些人，於是構思出了「血液清掃湯」。這道湯品是我根據過去的臨床經驗，嚴選富含有益血液健康的營養素的食材，悉心研製出來的力作。

血液清掃湯以番茄爲基底，用小魚乾粉、紅味噌增添風味，再加上我平常就會推薦患者攝取的血液清掃效果強大的食材，如鮭魚、洋蔥、黑醋等，而且作法相當簡單。當然，在美味方面也不馬虎，大家應該不會喝膩，可以每天持續喝。

如果把我們身體裡的所有血管連成一線，長度會達到9萬公尺，足以繞地球兩圈半。血液就是在這樣的血管中流動，將氧氣與營養運送至身體每個角落的細胞，再從細胞那裡接收二氧化碳和老廢物質。

當血液循環惡化，一定會對身體造成不良影響。

沒錯，「清澈血液」是健康的基礎。

遺憾的是，由於某些原因，非常多人都是一身「汙濁血液」。而重新審視自己的飲食生活，是我們馬上就能做到的事。本書內文也提過，「均衡的飲食」非常重要。不過，實際執行起來還挺困難的。

正因如此，若是有喝一碗湯就能攝取均衡營養，讓身體狀況自然而然改善的方法，大家是不是會想要嘗試看看呢？

我就是因此開發出了「血液清掃湯」。在日常飲食中加入「血液清掃湯」，就能夠非常簡單地實現均衡飲食。真是振奮人心，對吧？

在這裡拜託各位一件事。請各位在喝湯的時候，想像血液在血管中快速流動的樣子。「心態」會使效果大幅改變，這一點已經得到了醫學證實。因此，請帶著「讓血液變清澈！」的想法喝湯吧。

如果能讓各位對在血管中不斷流動的血液產生興趣的話，對於身爲「清澈血液」、「汙濁血液」命名者的我來說，就是至高無上的喜悅了。

請各位記得，血液循環會大幅影響我們的身體健康和美貌，希望各位藉由維持血液清澈來保持身體健康，度過快樂的每一天。

感謝各位讀到最後。就算只有多一個人也好，若是購買本書的讀者順利可以改善身體狀況，那就太好了。

栗原毅

参考文献

- 『「血液サラサラ」のすべてがわかる本』　栗原毅著　小学館刊
- 『血液サラサラ生活のすすめ』　栗原毅著　小学館刊
- 『専門医直伝！　3週間で内臓脂肪を落とす方法』　栗原毅・栗原丈徳【監修】　笠倉出版社刊
- 『名医が実践する　血流が良くなる食べ方＆暮らし方』　栗原毅【監修】太洋図書刊
- 『血液サラサラで美人になる！』　栗原毅【監修】　マガジンハウス刊
- 『〈卵と肉〉が糖尿病に効く！』　栗原毅著　主婦の友社刊
- 『薬に頼らなくても高血圧は改善できる』　栗原毅【監修】　笠倉出版社刊
- 「1日1分舌ケアで糖尿病撃退」　栗原丈徳【監修】　はつらつ元気　2022年6月号　芸文社刊
- 「トマトに含まれるエスクレオサイドAの研究成果について ～動脈硬化のメカニズムとトマトの関係～」　月報野菜情報　2020年3月号　独立行政法人農畜産業振興機構刊
  https://www.alic.go.jp/content/001174574.pdf
- 「歯周病と動脈硬化」公益社団法人神奈川県歯科医師会　オーラルヘルスオンライン
  https://www.dent-kng.or.jp/colum/basic/2691/
- 「医者に聞く『医者いらず』の極意」週刊朝日2022年4月29日増大号 朝日新聞出版刊
- 『病気を治したいなら肝臓をもみなさい』　高林孝光【著】・栗原毅【監修】　マキノ出版刊
- 『つまり結局、何を食べればイイですか？』　栗原毅【監修】　アントレックス刊

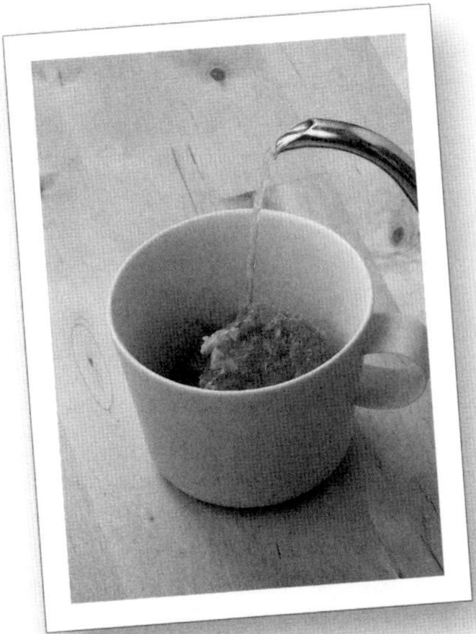

血液清掃湯

降脂、降壓、防血管硬化的三合一清血修復術

中性脂肪減×高血圧改善×動脈硬化予防
1日1杯血液のおそうじスープ

作　　者／栗原毅
譯　　者／王綺
特約主編／霍爾（好室書品）
封面設計／謝宛廷
內頁排版／洪志杰

發 行 人／許彩雪
總 編 輯／林志恆
出 版 者／常常生活文創股份有限公司

地　　址／106 台北市大安區永康街 14 巷 10 號
讀者服務專線／(02) 2325-2332
讀者服務傳真／(02) 2325-2252
讀者服務信箱／goodfood@taster.com.tw
法律顧問／浩宇法律事務所
總 經 銷／大和圖書有限公司
電　　話／(02) 8990-2588
傳　　真／(02) 2290-1628
製版印刷／上海印刷股份有限公司
初版一刷／2025 年 3 月
定　　價／新台幣 420 元
I S B N／978-626-7286-19-7

FB｜常常好食　　網站｜食醫行市集

國家圖書館出版品預行編目 (CIP) 資料

血液清掃湯：降脂、降壓、防血管硬化的三合一清血修復術／栗原毅　著；王綺　譯. -- 初版. -- 臺北市：常常生活文創股份有限公司, 2025.03
176 面；15X21 公分

譯自：1日1杯血液のおそうじスープ：中性脂肪減×高血圧改善×動脈硬化予防
ISBN 978-626-7286-19-7 (平裝)

1.CST: 健康飲食 2.CST: 血液 3.CST: 湯

411.3　　114001944